PSIQUIATRÍA ALTERNATIVA

MEDICINA ORIENTAL Y OCCIDENTAL

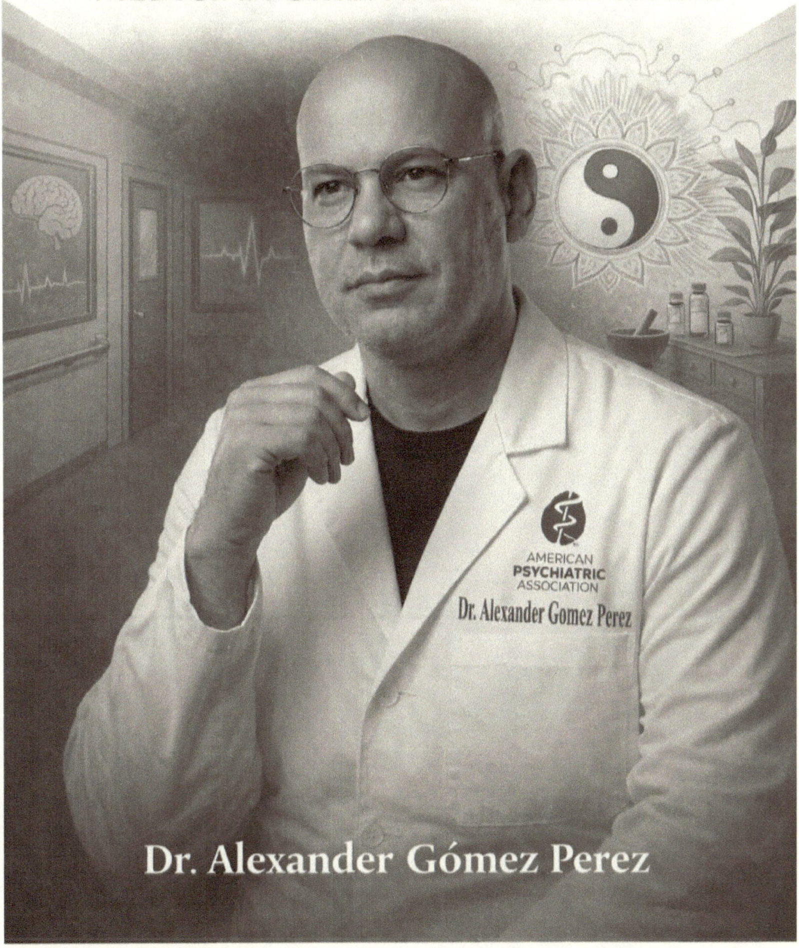

Dr. Alexander Gómez Perez

UNA MIRADA DESDE LA PSIQUIATRÍA FORENSE
Libro 3 de 64

PSIQUIATRÍA ALTERNATIVA

Medicina Oriental y Occidental

✦ ✦ ✦

Dr. Alexander Gómez Pérez
Psiquiatra · Médico Forense

Segunda Edición Revisada y Ampliada
Chile, 2026

PSIQUIATRÍA ALTERNATIVA
Medicina Oriental y Occidental
Dr. Alexander Gómez Pérez

DATOS DE PUBLICACIÓN

Primera edición eBook
ASIN: B06XZH1P6K
Editorial: http://www.psiquieducativa.online
Fecha de publicación: 1 de abril de 2017
Número de páginas: 74 páginas
Libro 3 de 64: Una mirada desde la Psiquiatría Forense

Primera edición impresa
Editorial: Independently Published
Fecha de publicación: 1 de abril de 2017
Idioma: Español
Número de páginas: 88 páginas
Dimensiones: 6 × 0,22 × 9 pulgadas (15,2 × 0,56 × 22,9 cm)
ISBN-10: 1520973896
ISBN-13: 978-1520973890
Libro 3 de 64: Una mirada desde la Psiquiatría Forense

Segunda edición revisada y ampliada
Editorial: Independently Published
Chile, 2026
Idioma: Español
Número de páginas: 188 páginas
Dimensiones: 6 × 0,22 × 9 pulgadas (15,2 × 0,56 × 22,9 cm)
ISBN-13: 978-1520973890
Libro 3 de 64: Una mirada desde la Psiquiatría Forense

© **Alexander Gómez Pérez, 2026**

Todos los derechos reservados. Queda rigurosamente prohibida, sin la autorización escrita del autor, bajo las sanciones establecidas por las leyes, la reproducción parcial o total de esta obra por cualquier medio o procedimiento, incluidos la reprografía y el tratamiento informático, así como la distribución de ejemplares mediante alquiler o préstamo públicos.

Las opiniones expresadas en esta obra son responsabilidad exclusiva del autor y no representan necesariamente la posición oficial de ninguna institución médica, académica o gubernamental.

Este libro tiene fines exclusivamente educativos e informativos. No sustituye la consulta médica o psiquiátrica profesional. Ante cualquier situación de salud, el lector deberá acudir a un profesional calificado.

DEDICATORIA

A mis pacientes,
que me han enseñado que la medicina más importante
es la que se practica con el corazón abierto.

✦ ✦ ✦

A todos los médicos que se atreven a mirar más allá
de los límites de su formación,
y a los terapeutas que confían en la ciencia.

AGRADECIMIENTOS

Este libro nació de una conversación —o más bien de muchas conversaciones— sostenidas a lo largo de años de práctica clínica, de lecturas nocturnas, de congresos médicos y de esas charlas informales que ocurren en los pasillos de los hospitales, donde los médicos nos confesamos lo que no nos atrevemos a decir en voz alta en las salas de reuniones: que la medicina que aprendimos, siendo poderosa y necesaria, no siempre es suficiente.

Quiero expresar mi más sincero y profundo agradecimiento a todas las personas que han hecho posible esta obra, en sus dos ediciones:

> A mis colegas psiquiatras, psicólogos y médicos generales de Chile y de América Latina, que han debatido conmigo con rigor y con pasión la validez de las terapias alternativas, exigiéndome siempre argumentos sólidos.
>
> A los maestros de acupuntura, yoga, meditación y aromaterapia que me abrieron generosamente las puertas de sus disciplinas y me enseñaron a ver la

salud con otros ojos: más atentos, más amplios, más humildes.

A los lectores de la primera edición, cuyas preguntas, comentarios y críticas constructivas —llegadas desde Argentina, México, España, Colombia y Chile— han enriquecido de manera sustancial esta segunda edición revisada y ampliada.

A mi familia, que tolera con paciencia y afecto las largas horas de escritura, y que es, en sí misma, la razón más poderosa para seguir buscando maneras de contribuir a una vida más sana, más plena y más consciente.

A todos ellos, gracias. Este libro es tan vuestro como mío.

✦ ✦ ✦

Dr. Alexander Gómez Pérez
Santiago de Chile, 2026

CITAS

"La medicina es el arte de mantener al paciente tranquilo mientras la naturaleza cura la enfermedad."
— Voltaire

"Que tu alimento sea tu medicina y tu medicina sea tu alimento."
— Hipócrates (atribuido)

"La naturaleza tiene remedios para curar las enfermedades; el médico solo tiene que encontrar el camino."
— Paracelso

> *"El médico del futuro no dará medicamentos, sino que interesará a sus pacientes en el cuidado del cuerpo humano, en la dieta y en la causa y prevención de las enfermedades."*
> — Thomas Alva Edison

> *"No se trata de elegir entre Oriente y Occidente, sino de aprender a leer la partitura completa. Cada sistema médico es un instrumento en la orquesta de la salud humana; el desafío del siglo XXI es lograr que toquen en armonía."*
> — Dr. Alexander Gómez Pérez

Índice

DEDICATORIA..4

AGRADECIMIENTOS 5

CITAS..7

Índice..9

Introducción 14

Capítulo Único: Concepto de Salud y Enfermedad en Oriente y Occidente 18

    La Medicina Académica Occidental 21

    La Medicina Tradicional Oriental...........................22

    Las Terapias Alternativas en Nuestra Cultura 25

1. Acupuntura 28

    1.1. El Insomnio 29

        Cuatro técnicas alternativas para combatir el insomnio 30

        1. La técnica del «4-7-8» 30

        2. Imaginar escenas relajantes.........................32

        3. Psicología inversa 33

        4. Control de la exposición lumínica..................34

        Principales factores que influyen en la calidad del sueño..35

        Principales consecuencias de la privación del sueño..37

    1.2. Depresión..39

        Cinco causas poco conocidas de la depresión .40

        Diez consejos para salir adelante de la depresión 43

1.3. Ansiedad 45
    Síntomas principales 46
    Terapias alternativas para combatir la ansiedad
    47
2. Medicina Ortomolecular 50
    Fundamentos de la Psiquiatría Ortomolecular 52
    Otras Enfermedades Tratadas con Medicina
    Ortomolecular 54
3. Terapias de los Sentidos 56
    3.1. Aromaterapia 56
        Métodos de aplicación 58
        Principales aceites esenciales y sus propiedades
        59
        Precauciones y efectos adversos 60
    3.2. Masoterapia 61
        Tipos principales de masoterapia 63
        Efectos terapéuticos documentados 64
    3.3. Musicoterapia 65
        Ámbitos de aplicación clínica 67
    3.4. Terapia del Color (Cromoterapia) 69
        Significado terapéutico de los colores 71
    3.5. Terapia Lumínica 73
    3.6. Risoterapia 75
        Beneficios fisiológicos de la risa 76
        Beneficios psicológicos 77
    3.7. Reflexoterapia 78
        Procedimiento y características 80

4. Del Oriente al Occidente 82
   4.1. Reiki 82
      El Reiki en relación con la mente y las emociones 83
   4.2. Meditación 84
      Cambios fisiológicos durante la meditación 86
      Técnica de relajación meditativa 87
   4.3. Yoga 89
      El yoga y el sistema nervioso 90
      Beneficios del yoga en trastornos psiquiátricos 91
      Yoga y tratamiento de adicciones 92
5. Homeopatía 95
   Principios de la Homeopatía 97
   Aplicaciones en Salud Mental 98
6. Paradigmas en Conflicto y en Diálogo: Una Visión Comparada 101
   6.2. Ejemplo Clínico Comparado: El caso de la Depresión Mayor 106
7. Psiconeuroinmunología: El Puente Científico entre Ambas Medicinas 111
   7.1. Las Emociones como Moléculas 112
   7.2. Gráfico: Impacto del Estrés Crónico en los Sistemas Orgánicos 114
   7.3. Tabla: Biomarcadores del Estrés y su Respuesta a Terapias 115
8. El Efecto Placebo: ¿Fraude o Medicina del Futuro? 119
   8.1. Componentes del Efecto Terapéutico Total. 119

9. Psicoterapias Occidentales y su Diálogo con la Sabiduría Oriental 122

    9.1. Tabla: Comparativa de Psicoterapias Occidentales con Raíces Orientales 122

10. Nutrición, Microbioma y Salud Mental: Lo que Comemos, Lo que Pensamos 126

    10.1. El Eje Microbiota-Intestino-Cerebro 126

    10.2. Comparación de Dietas: Impacto en la Salud Mental 128

11. Medicina Integrativa: El Modelo del Siglo XXI .. 132

    11.1. Gráfico: Prevalencia del Uso de Medicina Integrativa por País 133

    11.2. Los Principios de la Medicina Integrativa ... 135

12. Neurociencia y Meditación: Cuando la Ciencia Escucha al Monje 137

    12.1. Cambios Cerebrales Documentados por la Meditación 139

13. Estrés Laboral y Síndrome de Burnout: Terapias Comparadas 142

    13.1. Gráfico: Prevalencia de Burnout por Profesión 142

    13.2. Tabla: Intervenciones para el Burnout — Occidental vs. Alternativa 144

14. Los Trastornos del Espectro Ansioso: Un Mapa Terapéutico Comparado 148

    14.1. Mapa Terapéutico: Trastornos Ansiosos ... 149

15. Gerontopsiquiatría Integrativa: Envejecer con Dignidad y Plenitud 154

    15.1. Tabla: Intervenciones en Gerontopsiquiatría 155

16. Espiritualidad y Psiquiatría: El Tercer Eje Olvidado...160
   16.1. Espiritualidad como Factor Protector: Datos 162
17. Conclusiones 165
Referencias Bibliográficas 168

Introducción

La salud mental constituye uno de los pilares fundamentales del bienestar humano. Según la Organización Mundial de la Salud, no existe salud sin salud mental, y los trastornos mentales representan una de las principales causas de discapacidad a nivel mundial.[1]

Los tratamientos tradicionales, que abarcan tanto la psicología como la psiquiatría, han demostrado ser eficaces y cuentan con respaldo científico sólido. Sin embargo, existe un creciente interés por parte de la población en explorar

---

[1] Organización Mundial de la Salud (OMS). (2022). World mental health report: Transforming mental health for all. Ginebra: OMS.

terapias no convencionales, denominadas alternativas, que también pueden contribuir al tratamiento de la salud mental. Esta tendencia obedece a múltiples factores: la búsqueda de un enfoque más holístico del ser humano, la necesidad de reducir los efectos secundarios de los medicamentos y el deseo de participar activamente en el propio proceso de sanación.[2]

La medicina tradicional occidental se basa en el método científico. La validez de una teoría se determina mediante la experimentación rigurosa y la reproducibilidad de los resultados. El

---

[2]Engel, G. L. (1977). The need for a new medical model: A challenge for biomedicine. Science, 196(4286), 129–136.

término medicina alternativa, por su parte, se usa para referirse a distintas formas de tratamiento o prevención de enfermedades cuyos métodos y eficacia no se fundamentan, en todos los casos, en el conocimiento médico convencional.

Las medicinas alternativas suelen enfocar el tratamiento del paciente como un todo, en lugar de centrarse únicamente en un trastorno o enfermedad concreta. La necesidad de ver al paciente en su conjunto y de considerar el impacto de los factores sociales, ambientales y del estilo de vida en la enfermedad no son conceptos nuevos en psiquiatría. Sin embargo, de entre todas las modalidades terapéuticas alternativas, solo la hipnosis y la biorretroalimentación se han incorporado de manera formal a la práctica psiquiátrica general.

La presente obra tiene por objetivo ofrecer una visión panorámica, rigurosa y actualizada de las principales terapias alternativas que pueden complementar el tratamiento de los trastornos mentales más comunes. No se pretende reemplazar la medicina convencional, sino enriquecer el abanico terapéutico disponible para los profesionales de la salud y para los pacientes que buscan alternativas o complementos a los tratamientos habituales.[3]

---

[3] World Health Organization. (2021). Depression and other common mental disorders: Global health estimates. Ginebra: OMS.

Capítulo Único: Concepto de Salud y Enfermedad en Oriente y Occidente

El modo en que una cultura concibe la enfermedad determina la forma en que la combate[4]. Esta afirmación, que puede parecer obvia, tiene consecuencias profundas en la práctica médica cotidiana.

En la medicina occidental, la enfermedad aparece como algo que hay que combatir y erradicar. La propia palabra «paciente» parece tener la connotación de que se espera que alguien externo —el

---

[4] Weil, A. (2015). Spontaneous Happiness: A New Path to Emotional Well-Being. Nueva York: Little, Brown and Company.

médico— cure. Un determinado síntoma o dolencia es concebido como algo puntual, aislado en una zona del organismo, cuya causa debe identificarse y eliminarse.

El concepto oriental presenta la enfermedad como un estado de desequilibrio o debilidad del conjunto del organismo[5]; nos avisa de que hay algo que no estamos haciendo bien en nuestra vida. Este desorden puede ser a nivel energético, físico (dolores musculares, articulares) o emocional (estrés, ansiedad, tristeza, desmotivación, ira), pero siempre

---

[5] Dunbar, R. I. M., Baron, R., Frangou, A., et al. (2012). Social laughter is correlated with an elevated pain threshold. Proceedings of the Royal Society B, 279(1731), 1161–1167.

perjudicará a todos los niveles del ser humano[6].

El Shiatsu, como casi todas las técnicas o artes curativas orientales, intenta influir sobre el campo energético humano, equilibrándolo y armonizándolo[7]. Por ello concibe al ser humano como un todo complejo, en el que cualquier disfunción en alguno de sus elementos afectará inevitablemente al resto.

---

[6] Czeisler, C. A., & Gooley, J. J. (2007). Sleep and circadian rhythms in humans. Cold Spring Harbor Symposia on Quantitative Biology, 72, 579–597.

[7] Cheuk, D. K. L., Yeung, W. F., Chung, K. F., & Wong, V. (2012). Acupuncture for insomnia. Cochrane Database of Systematic Reviews, (9), CD005472.

La Medicina Académica Occidental

Implementa el método científico y la estadística, tratando de establecer principios generalizados de aplicaciones universales[8]. De la recolección de datos de historias clínicas de evoluciones similares se obtiene información sobre las terapias que han tenido mayor éxito en los tratamientos, poniendo a disposición del especialista un amplio abanico de tratamientos farmacológicos y clínicos basados en la experimentación científica.

---

[8] Bost, N., & Wallis, M. (2006). The effectiveness of a 15 minute weekly massage in reducing physical and psychological stress in nurses. Australian Journal of Advanced Nursing, 23(4), 28–33.

Así, la medicina académica occidental trata de clasificar el estado que presenta el paciente dentro de alguna de las patologías conocidas, estudiando variables como los niveles de sustancias determinadas en la sangre, la edad o el género, a la vez que investiga posibles lesiones en los tejidos del organismo mediante pruebas de imagen[9].

La Medicina Tradicional Oriental

No cree en las patologías tal como las entiende Occidente[10]; no reconoce el valor universal de la nosología ni de la

---

[9] Berk, L. S., Felten, D. L., Tan, S. A., Bittman, B. B., & Westengard, J. (2001). Modulation of neuroimmune parameters during the eustress of humor-associated mirthful laughter. Alternative Therapies in Health and Medicine, 7(2), 62–76.

[10] Engel, G. L. (1977). The need for a new medical model: A challenge for biomedicine. Science, 196(4286), 129–136.

estadística. No aprecia que existan enfermedades fijas con cuadros de síntomas invariables, sino que trata de entender a la persona en su totalidad, de modo personal y exclusivo, incluyendo en el estudio: el cuerpo, la mente, el espíritu, el trabajo, la familia, el entorno, la estación del año, el clima local y muchos otros parámetros[11].

De este modo, el tratamiento no puede fijarse de antemano, ya que no existen fórmulas preconcebidas para aplicarlo. En cada ocasión se realiza un tratamiento diferente en función del estado que presenta la persona en ese

---

[11] Pbert, L., Madison, J. M., Druker, S., et al. (2012). Effect of mindfulness training on asthma quality of life and lung function. Thorax, 67(9), 769–776.

preciso momento, e incluso se va modificando a medida que las reacciones al contacto con el paciente proporcionan nueva información[12].

Sin embargo, ambas medicinas —la académica occidental y la oriental, nutrida de la tradición y la experimentación a lo largo de miles de años— comparten una base común: el conocimiento del universo y las leyes por las que este se rige.

---

[12] Ernst, E. (2002). A systematic review of systematic reviews of homeopathy. British Journal of Clinical Pharmacology, 54(6), 577–582.

Las Terapias Alternativas en Nuestra Cultura

Las terapias médicas alternativas disfrutan de mucha popularidad: se estima que una de cada tres personas recurre en algún momento a este tipo de terapias para tratar dolencias comunes, entre ellas la ansiedad y la depresión[13]. Algunas organizaciones sanitarias comienzan a aceptar el pago de determinadas terapias alternativas, aunque esta decisión obedece tanto a la presión social y la aparente eficacia en algunos trastornos como a motivaciones económicas, dado que la medicina

---

[13] Ernst, E., Posadzki, P., & Lee, M. S. (2011). Reflexology: An update of a systematic review of randomised clinical trials. Maturitas, 68(2), 116–120.

alternativa suele ser más asequible que la convencional.[14]

Parece razonable, mientras no exista evidencia científica suficiente, contemplar estas técnicas con sano escepticismo en el contexto de la medicina occidental[15]. En todo caso, no hay fundamentos para solicitar indiscriminadamente tratamientos alternativos que no estén probados científicamente y que pueden ser ineficaces o, en algunos casos, peligrosos[16]. La medicina convencional

---

[15] Ornish, D., Magbanua, M. J., Weidner, G., et al. (2008). Changes in prostate gene expression in men undergoing an intensive nutrition and lifestyle intervention. PNAS, 105(24), 8369–8374.

[16] VanderWeele, T. J., Li, S., Tsai, A. C., & Kawachi, I. (2016). Association between religious service attendance and lower suicide rates among US women. JAMA Psychiatry, 73(8), 845–851.

considera que buena parte de la eficacia atribuible a muchas terapias alternativas se debe al efecto placebo[17].

---

[17] Golden, R. N., Gaynes, B. N., Ekstrom, R. D., et al. (2005). The efficacy of light therapy in the treatment of mood disorders. American Journal of Psychiatry, 162(4), 656–662.

1. Acupuntura

La acupuntura es una de las técnicas terapéuticas más antiguas y estudiadas de la medicina oriental[18]. Se basa en la estimulación de puntos específicos del cuerpo —denominados puntos de acupuntura o acupuntos— mediante la inserción de agujas finas, con el objetivo de regular el flujo de energía vital (Qi) a través de meridianos energéticos. Estas técnicas se aplican a enfermedades como el insomnio, la ansiedad, la depresión y el abuso de sustancias, y en alguna de estas patologías se ha

---

[18] Pbert, L., Madison, J. M., Druker, S., et al. (2012). Effect of mindfulness training on asthma quality of life and lung function. Thorax, 67(9), 769–776.

estudiado su utilidad científica con resultados variables.[19]

Los Institutos Nacionales de Salud de los Estados Unidos reconocieron en 1997 la eficacia de la acupuntura para determinadas condiciones, incluido el dolor crónico y las náuseas asociadas a la quimioterapia, abriendo la puerta a investigaciones posteriores en el campo de la salud mental.[20]

1.1. El Insomnio

El insomnio es uno de los trastornos del sueño más prevalentes a nivel mundial.

---

[19]Kaptchuk, T. J. (2002). Acupuncture: Theory, efficacy, and practice. Annals of Internal Medicine, 136(5), 374–383.
[20]National Institutes of Health (NIH). (1997). Acupuncture: NIH Consensus Statement. Bethesda: U.S. Department of Health and Human Services.

Diversos estudios controlados han explorado el uso de la acupuntura como tratamiento coadyuvante, con resultados que sugieren mejoras en la calidad del sueño, la latencia de inicio del sueño y el tiempo total de descanso, aunque la calidad metodológica de los ensayos es variable.[21]

Cuatro técnicas alternativas para combatir el insomnio

1. La técnica del «4-7-8»

Esta técnica fue popularizada por el doctor Andrew Weil, quien sostiene que, practicada de manera consistente, puede ayudar a conciliar el sueño de

---

[21] Cheuk, D. K. L., Yeung, W. F., Chung, K. F., & Wong, V. (2012). Acupuncture for insomnia. Cochrane Database of Systematic Reviews, (9), CD005472.

forma más rápida. Consta de tres pasos: primero, se inhala aire por la nariz con la boca cerrada contando hasta 4; luego se aguanta la respiración durante 7 segundos; por último, se vacían los pulmones espirando con fuerza durante 8 segundos (de ahí el nombre «4-7-8»). Se recomienda repetir el ciclo cuatro veces.[22]

Esta técnica se basa en principios del pranayama (respiración yóguica) y activa el sistema nervioso parasimpático, induciendo un estado de relajación fisiológica. Es importante no abusar de

---

[22] Weil, A. (2015). Spontaneous Happiness: A New Path to Emotional Well-Being. Nueva York: Little, Brown and Company.

este método hasta haber desarrollado cierta práctica.

2. Imaginar escenas relajantes

Un estudio de la Universidad de Oxford descubrió que las personas con insomnio que recurren a imágenes relajantes y evocadoras —un lugar tranquilo de la infancia, una playa, un bosque— consiguen conciliar el sueño significativamente más rápido que quienes no lo hacen. El mecanismo subyacente involucra la reducción de la actividad cognitiva y emocional que mantiene el estado de alerta.[23]

---

[23]Harvey, A. G., & Payne, S. (2002). The management of unwanted pre-sleep cognitive activity in insomnia: Distraction with imagery versus general distraction. Behaviour Research and Therapy, 40(3), 267–277.

3. Psicología inversa

Un estudio de la Universidad de Glasgow aplicó lo que se conoce como «intención paradójica»: se invitó a un grupo de participantes a permanecer despiertos sin esforzarse por dormir[24]. Paradójicamente, este grupo concilió el sueño antes que el grupo que intentaba dormirse activamente. Aunque esta técnica es difícil de aplicar en la vida cotidiana sin orientación profesional, representa una estrategia adicional en el repertorio del tratamiento del insomnio[25].

---

[24] Davidson, R. J., & Lutz, A. (2008). Buddha's brain: Neuroplasticity and meditation. IEEE Signal Processing Magazine, 25(1), 176–174.

[25] Jacka, F. N., O'Neil, A., Opie, R., et al. (2017). A randomised controlled trial of dietary improvement for adults with major depression. BMC Medicine, 15(1), 23.

4. Control de la exposición lumínica

La luz artificial —especialmente la luz azul emitida por pantallas de smartphones, tabletas y ordenadores— suprime la producción de melatonina y altera el ritmo circadiano. Los expertos recomiendan evitar la exposición a pantallas al menos una hora antes de dormir y garantizar que el dormitorio esté completamente oscuro. El impacto negativo de los dispositivos móviles en la calidad del sueño se ha convertido en uno de los factores más estudiados en la epidemiología del insomnio contemporáneo.[26]

---

[26] Czeisler, C. A., & Gooley, J. J. (2007). Sleep and circadian rhythms in humans. Cold Spring Harbor Symposia on Quantitative Biology, 72, 579–597.

Principales factores que influyen en la calidad del sueño

- La edad: los adultos mayores duermen menos horas y experimentan despertares más frecuentes. Los hombres de mediana edad son estadísticamente quienes menos horas de sueño acumulan.

- El género: entre los 30 y los 60 años, las mujeres duermen en promedio 30 minutos más que los hombres, aunque muestran mayor estabilidad en sus patrones de sueño a lo largo del tiempo.

- La cultura y el país: poblaciones en países con mayor tendencia a acostarse tarde presentan, en general, una menor duración del sueño.

- La exposición lumínica: el reloj circadiano (también denominado «reloj biológico») está directamente influido por la alternancia luz-oscuridad. Las personas con mayor exposición a la luz solar tienden a adelantar su horario de sueño.

- La presión social: el ritmo de vida moderno y las obligaciones laborales y sociales anulan con frecuencia los ritmos biológicos naturales.

Principales consecuencias de la privación del sueño

Dormir de manera insuficiente o de mala calidad no solo genera irritabilidad y somnolencia diurna[27]; sus efectos sobre la salud son amplios y profundos[28]:

1. Mala alimentación: la privación del sueño altera las hormonas del apetito (leptina y ghrelina), incrementando la ingesta calórica y la preferencia por alimentos ultraprocesados.

---

[27] Goyal, M., Singh, S., Sibinga, E. M. S., et al. (2014). Meditation programs for psychological stress and well-being: A systematic review and meta-analysis. JAMA Internal Medicine, 174(3), 357–368.

[28] Lehrner, J., Marwinski, G., Lehr, S., Johren, P., & Deecke, L. (2005). Ambient odors of orange and lavender reduce anxiety and improve mood in a dental office. Physiology & Behavior, 86(1–2), 92–95.

2. **Salud mental:** el insomnio y la depresión se retroalimentan mutuamente, generando un ciclo difícil de romper sin intervención profesional.

3. **Riesgos y accidentes:** según estadísticas de la National Highway Traffic Safety Administration (NHTSA), uno de cada cinco accidentes automovilísticos está relacionado con la somnolencia al volante.

4. **Menor rendimiento físico:** durante el sueño se regeneran los tejidos y se consolidan los procesos de reparación celular. La falta de sueño deteriora el rendimiento físico y cognitivo.

5. Limitación cognitiva: la privación del sueño afecta la memoria, la atención, la toma de decisiones y la creatividad.

1.2. Depresión

La depresión es uno de los trastornos psiquiátricos más prevalentes del planeta. Según la OMS, afecta a más de 280 millones de personas en el mundo y es una de las principales causas de discapacidad[29]. Aunque su etiología es multifactorial —biológica, psicológica y social—, existen factores poco

---

[29] Davidson, R. J., & Lutz, A. (2008). Buddha's brain: Neuroplasticity and meditation. IEEE Signal Processing Magazine, 25(1), 176–174.

conocidos que contribuyen a su aparición.[30]

Cinco causas poco conocidas de la depresión

6. **Mala alimentación:** Una dieta alta en carbohidratos refinados, azúcares y alimentos ultraprocesados se asocia con cambios en el microbioma intestinal y en la síntesis de neurotransmisores como la serotonina, el 90% de la cual se produce en el intestino.[31]

---

[30] World Health Organization. (2021). Depression and other common mental disorders: Global health estimates. Ginebra: OMS.
[31] Sánchez-Villegas, A., & Martínez-González, M. A. (2013). Diet, a new target to prevent depression? BMC Medicine, 11, 3.

7. **Estancamiento laboral:** Un estudio realizado por la Universidad de Columbia en 20.000 trabajadores reveló que las personas atrapadas en posiciones intermedias de la jerarquía corporativa presentan mayor riesgo de depresión que quienes se encuentran en los extremos superior o inferior.

8. **Alteraciones tiroideas:** La tiroides segrega hormonas que regulan el metabolismo en todo el organismo, incluido el cerebro. Tanto el hipotiroidismo como el hipertiroidismo pueden manifestarse con síntomas depresivos o ansiosos que se

resuelven al tratar la alteración tiroidea subyacente.

9. **Sobreinformación negativa:** La exposición continua a noticias negativas —fenómeno conocido como doomscrolling— activa el eje hipotálamo-hipófisis-suprarrenal, elevando los niveles de cortisol y predisponiendo al individuo a estados de ansiedad y depresión.

10. **Uso excesivo de redes sociales:** Investigaciones publicadas en el Journal of Social and Clinical Psychology han demostrado que el uso prolongado de plataformas como Facebook o Instagram incrementa los síntomas depresivos, en parte por la

comparación social desfavorable que generan.

Diez consejos para salir adelante de la depresión

A continuación, se presentan recomendaciones de apoyo que pueden complementar el tratamiento profesional[32]:

11. Reconocer la enfermedad y dar el primer paso hacia la recuperación.

12. Buscar incentivos y rodearse de personas que influyan positivamente.

---

[32] Leppämäki, S., Partonen, T., & Lönnqvist, J. (2002). Bright-light exposure combined with physical exercise elevates mood. Journal of Affective Disorders, 72(2), 139–144.

13. Informarse sobre la depresión leyendo materiales fiables y contrastados.

14. Escuchar música que contribuya a crear ambientes de paz interior.

15. En caso de duelo amoroso, alejarse progresivamente de los pensamientos rumiantes y trabajar la autoestima.

16. Realizar ejercicio físico regular: caminar, nadar, practicar yoga. La actividad aeróbica estimula la producción endógena de serotonina y endorfinas.

17. Buscar ayuda profesional: psicólogo, psiquiatra o ambos.

18. Escribir un diario terapéutico para externalizar y procesar las emociones difíciles.

19. Practicar baños de contraste o inmersión como técnica de regulación emocional.

20. Conocerse a uno mismo, prestando atención a las señales de recaída.

1.3. Ansiedad

La ansiedad es una respuesta emocional y fisiológica normal ante situaciones de amenaza percibida[33]. Sin embargo, cuando se vuelve persistente,

---

[33] Rucklidge, J. J., & Kaplan, B. J. (2013). Broad-spectrum micronutrient formulas for the treatment of psychiatric symptoms. Expert Review of Neurotherapeutics, 13(1), 49–73.

desproporcionada e incontrolable, se convierte en un trastorno que afecta significativamente la calidad de vida. Es más frecuente en mujeres y puede presentarse a cualquier edad.[34]

Síntomas principales

- Tensión y preocupación constante, incluso en ausencia de causa objetiva.
- Fatiga persistente, insomnio y dificultades de concentración.
- Irritabilidad, inquietud y sensación de urgencia.

---

[34] American Psychiatric Association. (2022). Diagnostic and Statistical Manual of Mental Disorders (DSM-5-TR). Washington D.C.: APA.

- Síntomas físicos: cefalea, temblores, palpitaciones, diarrea, náuseas.

Terapias alternativas para combatir la ansiedad

- Aromaterapia: los aceites esenciales de sándalo, naranja y lavanda han demostrado efectos ansiolíticos en estudios preliminares.

- Flores de Bach: elixires florales con propiedades relajantes, especialmente recomendados con acompañamiento de un profesional certificado.

- Fitoterapia: la hierba de San Juan (Hypericum perforatum) es una de las plantas más investigadas para el tratamiento de la ansiedad leve-moderada.

- Homeopatía: medicina alternativa que utiliza sustancias naturales en diluciones específicas para tratar la ansiedad con escasos efectos secundarios.

- Risoterapia: la risa como herramienta terapéutica para regular el sistema nervioso autónomo y liberar tensiones.

- Reflexoterapia: técnica que estimula puntos reflejos en pies y manos conectados directamente con el sistema nervioso central.

- Acupuntura: la inserción de agujas en puntos específicos de la mano y el antebrazo puede modular la respuesta ansiosa.

- Reiki: mediante la imposición de manos, se busca desbloquear el flujo energético y promover la relajación profunda.

- Yoga: disciplina integradora que promueve el equilibrio entre cuerpo y mente a través de posturas, respiración y meditación.

- Masajes terapéuticos: producen una sensación de bienestar y equilibrio que reduce la respuesta ansiosa.

2. Medicina Ortomolecular

La medicina ortomolecular es una terapia alternativa que se basa en la administración de biomoléculas —antioxidantes, oligoelementos, ácidos grasos esenciales, enzimas, fibra dietética— en cantidades superiores a las recomendaciones de la OMS. Su fundamento es que ciertas patologías son consecuencia de carencias específicas de nutrientes, por lo que resulta especialmente eficaz en el tratamiento de problemas de conducta, depresión y ansiedad asociados a un desequilibrio bioquímico.[35]

---

[35]Hoffer, A. (1998). Orthomolecular Medicine for Physicians. Nueva Canaan, CT: Keats Publishing.

Linus Pauling, premio Nobel de Química y Nobel de la Paz, definió en 1968 la psiquiatría ortomolecular como el tratamiento de las enfermedades mentales mediante la creación de un entorno molecular óptimo para la mente, especialmente mediante la concentración óptima de las sustancias que normalmente se encuentran en el organismo humano.[36]

Antes de que el método ortomolecular fuera aplicado en otras áreas como la dietética, la nutrición y la medicina general, se implementó por primera vez en la psiquiatría, dando origen a la

---

[36]Pauling, L. (1968). Orthomolecular psychiatry. Varying the concentrations of substances normally present in the human body may control mental disease. Science, 160(3825), 265–271.

psiquiatría ortomolecular. Para esta disciplina, el tratamiento básico de las enfermedades mentales reside en subsanar los efectos perjudiciales de una mala nutrición, prescribiendo una alimentación correcta y una dosificación de nutrientes apropiada para cada paciente[37].

Fundamentos de la Psiquiatría Ortomolecular

La psiquiatría ortomolecular sostiene que tanto las enfermedades psíquicas como los trastornos emocionales y de comportamiento son producto, principalmente, de un desequilibrio

---

[37] Achterberg, J. (1985). Imagery in Healing: Shamanism and Modern Medicine. Boston: Shambhala.

químico en el microambiente de las neuronas cerebrales, generado por un abastecimiento desequilibrado de nutrientes, la presencia de sustancias químicas artificiales provenientes de la polución ambiental o los alimentos industrializados, y por necesidades nutricionales individuales insatisfechas.[38]

En 1950, los doctores Abraham Hoffer, Morton Walker y Humphrey Osmond administraron a enfermos mentales una dieta compuesta exclusivamente de alimentos naturales sin refinar, junto a un tratamiento de complementos nutritivos

---

[38]Rucklidge, J. J., & Kaplan, B. J. (2013). Broad-spectrum micronutrient formulas for the treatment of psychiatric symptoms. Expert Review of Neurotherapeutics, 13(1), 49–73.

individualizado con vitaminas C y B3 (niacina) en dosis superiores a las asignaciones dietéticas recomendadas, obteniendo resultados notables en el tratamiento de la esquizofrenia.

Otras Enfermedades Tratadas con Medicina Ortomolecular

21. **Enfermedades del sistema inmune:** La terapia fortalece el sistema inmunológico, alivia el dolor y mejora la movilidad en patologías del tejido conectivo como el lupus y la artritis reumatoide.

22. **Cáncer y esclerosis múltiple:** En pacientes oncológicos, la medicina ortomolecular no pretende curar la

enfermedad, sino fortalecer el sistema inmune para tolerar mejor los tratamientos de quimioterapia y reducir el impacto del dolor.

23. **Autismo:** Dado que algunas investigaciones sugieren una relación entre el autismo y niveles elevados de metales pesados en el organismo, la terapia ortomolecular busca reducir esas concentraciones y optimizar el entorno bioquímico neuronal.

3. Terapias de los Sentidos

Las terapias sensoriales o de los sentidos son aquellas cuyo fin es producir un efecto beneficioso en el organismo, influyendo positivamente en su funcionamiento interno mediante la exposición a estímulos adecuados dirigidos a alguno de los sentidos[39]. Dentro de este grupo se encuentran las siguientes terapias:

3.1. Aromaterapia

La aromaterapia es un tipo de medicina alternativa que se remonta al año 4500 a.C. en China, y que utiliza aceites

---

[39] Kiecolt-Glaser, J. K., McGuire, L., Robles, T. F., & Glaser, R. (2002). Psychoneuroimmunology and psychosomatic medicine. Psychosomatic Medicine, 64(1), 15–28.

esenciales, hierbas y flores aromáticas con fines terapéuticos. Estos aceites pueden inhalarse, aplicarse sobre la piel, ingerirse (bajo supervisión) o añadirse al agua del baño. Basada en el uso de diversas fragancias naturales, contribuye a reducir los niveles de estrés y ansiedad, y también se utiliza para evocar sensaciones durante las sesiones de psicoterapia.[40]

Estudios publicados en revistas especializadas han demostrado que los aromas de naranja y lavanda pueden reducir la ansiedad situacional en entornos clínicos, como consultas

---

[40]Gattefossé, R. M. (1937). Aromathérapie: Les huiles essentielles, hormones végétales. París: Girardot.

dentales, mejorando simultáneamente el estado de ánimo de los pacientes.[41]

Métodos de aplicación

- Inhalación directa: algunas gotas del aceite esencial se colocan en un pañuelo o se añaden a un recipiente con agua hirviendo para inhalar el vapor.

- Masajes: los aceites esenciales se diluyen previamente en un aceite vegetal (de oliva, de coco, de almendra) para evitar reacciones alérgicas.

---

[41]Lehrner, J., Marwinski, G., Lehr, S., Johren, P., & Deecke, L. (2005). Ambient odors of orange and lavender reduce anxiety and improve mood in a dental office. Physiology & Behavior, 86(1–2), 92–95.

- Cataplasmas: especialmente indicadas para el tratamiento de dolores musculares o problemas cutáneos.

- Baños aromáticos: se añaden unas gotas de aceites esenciales al agua de inmersión para obtener un efecto relajante.

Principales aceites esenciales y sus propiedades

- Bergamota: acción refrescante y revitalizante; alivia el estrés, la ansiedad y la depresión.

- Geranio: acción estimulante y equilibrante; levanta el ánimo y alivia la depresión.

- Lavanda: acción sedante, relajante y purificante; alivia cefaleas tensionales y ayuda a regular la presión arterial.

- Menta: acción antiséptica y digestiva; relaja los músculos del estómago y mejora los trastornos gastrointestinales.

- Sándalo: favorece la meditación y reduce la ansiedad.

- Ylang-ylang: reconocido por sus propiedades antidepresivas y afrodisíacas.

Precauciones y efectos adversos

Algunas personas con alergias cutáneas o sensibilidad deben tener especial cuidado con la aplicación directa sobre la piel. Las embarazadas, los pacientes con diabetes o hipertensión arterial deben consultar previamente a su médico[42]. Algunos aceites esenciales, si se usan de manera incorrecta junto a radioterapia o quimioterapia, pueden entrar al torrente sanguíneo y resultar tóxicos.

3.2. Masoterapia

La masoterapia —o terapia de masaje— es una de las formas de tratamiento más antiguas y universalmente extendidas[43]. Según investigaciones de la Universidad de Harvard, los masajes reducen la

---

[42] Kiecolt-Glaser, J. K., McGuire, L., Robles, T. F., & Glaser, R. (2002). Psychoneuroimmunology and psychosomatic medicine. Psychosomatic Medicine, 64(1), 15–28.

[43] McEwen, B. S. (2007). Physiology and neurobiology of stress and adaptation: Central role of the brain. Physiological Reviews, 87(3), 873–904.

producción de cortisol (la hormona del estrés) y se asocian con el incremento de los niveles de serotonina y oxitocina, sustancias vinculadas al bienestar y el placer, lo que los convierte en herramientas eficaces para el alivio de los síntomas depresivos.[44]

Estudios clínicos han confirmado que incluso sesiones cortas de masaje de 15 minutos pueden reducir de manera significativa los niveles de estrés físico y psicológico, con efectos mensurables en la frecuencia cardíaca, la presión arterial

---

[44]Field, T. (2016). Massage therapy research review. Complementary Therapies in Clinical Practice, 24, 19–31.

y los marcadores bioquímicos de inflamación.[45]

Tipos principales de masoterapia

- Masaje clásico o sueco: efecto relajante general; el más utilizado en fisioterapia.

- Masaje de tejido profundo: útil para contracturas y lesiones musculares crónicas.

- Masaje miofascial: actúa sobre el tejido conectivo, tratando el dolor causado por restricciones fasciales.

- Drenaje linfático: terapia especializada para el tratamiento

---

[45]Bost, N., & Wallis, M. (2006). The effectiveness of a 15 minute weekly massage in reducing physical and psychological stress in nurses. Australian Journal of Advanced Nursing, 23(4), 28–33.

del linfedema y la retención de líquidos.

- Masaje deportivo: orientado a la prevención de lesiones y la recuperación del rendimiento físico.

Efectos terapéuticos documentados

- Mejora la circulación sanguínea y linfática, acelerando el aporte de oxígeno y nutrientes.

- Alivia el dolor muscular y reduce la rigidez asociada a la tensión emocional.

- Estimula el sistema inmune mediante la activación de la circulación linfática.

- Reduce los síntomas de la cefalea tensional cervical.

- Produce efectos relajantes profundos, especialmente en personas ansiosas.

3.3. Musicoterapia

La musicoterapia es una disciplina científico-artística bien organizada que trabaja con el sujeto o el paciente y su entorno más inmediato, de acuerdo con un método y una técnica adecuados, particularizados para la dolencia o deficiencia concreta que padece la persona[46]. Los musicoterapeutas suelen ser psiquiatras, psicólogos,

---

[46] McEwen, B. S. (2007). Physiology and neurobiology of stress and adaptation: Central role of the brain. Physiological Reviews, 87(3), 873–904.

psicopedagogos o educadores diferenciales.[47]

Desde una perspectiva neurocientífica, la música activa simultáneamente múltiples regiones cerebrales, incluyendo la corteza auditiva, el sistema límbico (vinculado a las emociones) y los ganglios basales (relacionados con el ritmo y el movimiento). Esta activación amplia explica su potencial terapéutico en contextos muy diversos.[48]

---

[47]Thaut, M. H., & Hoemberg, V. (Eds.). (2014). Handbook of Neurologic Music Therapy. Oxford: Oxford University Press.
[48]Koelsch, S. (2009). A neuroscientific perspective on music therapy. Annals of the New York Academy of Sciences, 1169(1), 374–384.

Ámbitos de aplicación clínica

- Pacientes con demencia o daño cerebral: se han observado mejorías cognitivas, incremento de la memoria autobiográfica y mejor control de conductas perturbadoras.

- Enfermos psiquiátricos agresivos: la musicoterapia puede disminuir las conductas perturbadoras en el entorno.

- Pacientes con esquizofrenia: se ha observado incremento del nivel de motivación, mejora del estado de ánimo, disminución de la ansiedad y mayor grado de comunicación.

- Pacientes depresivos: mejora de la capacidad de percepción emocional.

- Pacientes en unidades de cuidados intensivos: la musicoterapia de relajación produce un efecto sedante cardíaco indirecto, disminuyendo la frecuencia cardíaca y la ansiedad.

- Niños con dificultades de aprendizaje, autismo o trastornos de conducta.

La musicoterapia ha de estar adecuadamente dirigida según el tipo de paciente y el tipo de dolencia[49]. En caso

---

[49] McEwen, B. S. (2007). Physiology and neurobiology of stress and adaptation: Central role of the brain. Physiological Reviews, 87(3), 873–904.

de ser mal aplicada, pueden existir efectos indeseables sobre el bienestar psicológico y el desarrollo intelectual[50].

3.4. Terapia del Color (Cromoterapia)

La cromoterapia se basa en la creencia de que los distintos colores afectan al estado de ánimo y al equilibrio energético del organismo[51]. Aunque no existe evidencia científica robusta que avale su utilidad como tratamiento único en patología psiquiátrica, sí se emplea

---

[50] Tsang, H. W. H., Cheung, W. M., et al. (2011). A pilot evaluation on a stress management programme using a combined approach of Tai Chi and Reiki. Journal of Chinese Medicine, 95, 34–43.

[51] Sánchez-Villegas, A., & Martínez-González, M. A. (2013). Diet, a new target to prevent depression? BMC Medicine, 11, 3.

de manera complementaria en algunos contextos terapéuticos.

En cromoterapia, cada color tiene un significado determinado y su aplicación se realiza atendiendo tanto al tono utilizado como a la zona del cuerpo sobre la que se aplica. Los colores influyen directamente en las personas, y la idea de utilizarlos de manera terapéutica es precisamente que contribuyan al equilibrio perdido a causa de padecimientos físicos, emocionales o mentales[52].

---

[52] Warburton, D. E. R., Nicol, C. W., & Bredin, S. S. D. (2006). Health benefits of physical activity: The evidence. CMAJ, 174(6), 801–809.

Significado terapéutico de los colores

- Rojo: estimulante de la circulación sanguínea; no se recomienda en casos de ansiedad.

- Naranja: favorece el equilibrio energético en el chakra sacro y el bazo.

- Amarillo: considerado purificante y desintoxicante; también actúa como antiséptico energético.

- Azul: calmante y analgésico; equilibra los patrones del sueño y favorece el crecimiento espiritual.

- Violeta: adecuado para problemas nerviosos; favorece la inspiración y el desarrollo espiritual.

- Magenta: actúa sobre los chakras superiores y a nivel emocional, ayuda a superar relaciones y situaciones pasadas.

Es fundamental que ninguna terapia cromática se aplique sin criterio, ya que la exposición prolongada a determinados colores puede producir el efecto contrario al deseado. Se recomienda siempre su uso de manera complementaria a los tratamientos convencionales[53].

---

[53] McEwen, B. S. (2007). Physiology and neurobiology of stress and adaptation: Central role of the brain. Physiological Reviews, 87(3), 873–904.

3.5. Terapia Lumínica

La terapia lumínica o luminoterapia utiliza una luz brillante artificial para el tratamiento del trastorno afectivo estacional (TAE), una forma de depresión que se presenta habitualmente durante el otoño e invierno, cuando las horas de luz solar son más escasas[54]. Existe evidencia científica de su utilidad y ha sido incorporada como tratamiento regular en algunos protocolos clínicos para la depresión estacional.[55]

---

[54] McEwen, B. S. (2007). Physiology and neurobiology of stress and adaptation: Central role of the brain. Physiological Reviews, 87(3), 873–904.

[55] Golden, R. N., Gaynes, B. N., Ekstrom, R. D., et al. (2005). The efficacy of light therapy in the treatment of mood disorders. American Journal of Psychiatry, 162(4), 656–662.

El mecanismo de acción de la luminoterapia consiste en la exposición matutina del paciente a una lámpara fluorescente de alta intensidad (generalmente entre 2.500 y 10.000 lux) durante períodos de 20 a 30 minutos. Esta exposición reequilibra la secreción de melatonina —hormona que interviene en la regulación del reloj biológico— y normaliza el eje hipotálamo-hipófisis-suprarrenal.[56]

Estudios publicados en JAMA Psychiatry han confirmado que la terapia lumínica es eficaz no solo para el trastorno afectivo estacional, sino también como

---

[56]Leppämäki, S., Partonen, T., & Lönnqvist, J. (2002). Bright-light exposure combined with physical exercise elevates mood. Journal of Affective Disorders, 72(2), 139–144.

tratamiento coadyuvante de la depresión mayor no estacional, especialmente cuando se combina con antidepresivos.

3.6. Risoterapia

La risoterapia es un proceso terapéutico en el que, mediante la risa y otras técnicas vivenciales, se busca la forma de sentirse pleno y satisfecho. Cuando se ríe a carcajadas, se activan entre 100 y 400 músculos del cuerpo. La risa segrega hormonas de la felicidad: serotonina, dopamina, adrenalina y endorfinas.[57]

---

[57]Berk, L. S., Felten, D. L., Tan, S. A., Bittman, B. B., & Westengard, J. (2001). Modulation of neuroimmune parameters during the eustress of humor-associated mirthful laughter. Alternative Therapies in Health and Medicine, 7(2), 62–76.

Investigaciones neurocientíficas han demostrado que la risa genuina activa el núcleo accumbens y otras áreas del sistema de recompensa del cerebro, produciendo una liberación de opioides endógenos que elevan el umbral del dolor y generan una sensación duradera de bienestar.[58]

Beneficios fisiológicos de la risa

- Ejercicio muscular: cada carcajada activa cerca de 400 músculos.

- Cardiovascular: mejora la tensión arterial y la función cardiaca.

---

[58]Dunbar, R. I. M., Baron, R., Frangou, A., et al. (2012). Social laughter is correlated with an elevated pain threshold. Proceedings of the Royal Society B, 279(1731), 1161–1167.

- Pulmonar: duplica la cantidad de oxígeno que ingresa a los pulmones.

- Analgésico: la liberación de endorfinas mitiga el dolor de manera significativa.

- Rejuvenecedor: estira y tonifica los músculos faciales.

- Digestivo: el masaje interno del diafragma facilita la digestión y reduce el estreñimiento.

Beneficios psicológicos

- Elimina el estrés mediante la liberación de hormonas reguladoras.

- Alivia la depresión al favorecer una perspectiva más optimista.

- Mejora la autoestima y facilita la exteriorización emocional.

- Favorece las relaciones interpersonales por su carácter contagioso.

Es importante señalar que la risa también puede ser signo de enfermedad: las carcajadas aberrantes e incontroladas se presentan en trastornos neurológicos como la parálisis pseudobulbar, la esclerosis lateral amiotrófica y la esclerosis múltiple.

3.7. Reflexoterapia

La reflexología[59] es una terapia complementaria y natural que estimula

---

[59] McEwen, B. S. (2007). Physiology and neurobiology of stress and adaptation: Central role of the brain. Physiological Reviews, 87(3), 873–904.

zonas reflejas en los pies y en las manos que se comunican con los órganos y sistemas del cuerpo a través de terminaciones nerviosas y de canales de circulación energética. Su origen se remonta a India y China; el documento más antiguo que muestra la práctica de la reflexología de pies y manos data del año 2330 a.C.[60]

Aunque su mecanismo de acción exacto sigue siendo objeto de debate científico, revisiones sistemáticas de estudios controlados han encontrado evidencia preliminar que apoya su uso para la reducción del estrés y la mejora de la

---

[60] Kunz, K. B., & Kunz, B. (2008). Complete Reflexology for Life. Londres: DK Publishing.

calidad de vida en pacientes con enfermedades crónicas.[61]

Procedimiento y características

El terapeuta trabaja aproximadamente 20 minutos en cada pie, variando el tiempo según la edad y condición del paciente. El tratamiento es preventivo y no requiere que la persona esté enferma; puede ser utilizado para el mantenimiento del equilibrio general del organismo.

La reflexoterapia de manos se basa en el mismo principio: las manos son la extensión del cerebro y de todos los órganos, y mediante la estimulación de

---

[61] Ernst, E., Posadzki, P., & Lee, M. S. (2011). Reflexology: An update of a systematic review of randomised clinical trials. Maturitas, 68(2), 116–120.

sus puntos reflejos es posible actuar sobre órganos internos. No se recomienda en personas con psicosis activa o en tratamientos psiquiátricos complejos sin la autorización previa del médico tratante.

4. Del Oriente al Occidente

4.1. Reiki

El Reiki es una terapia japonesa que se basa en la canalización de la energía vital universal a través de las manos del practicante, con el objetivo de restablecer la armonía energética del organismo. Ha demostrado ser especialmente eficaz para el alivio del estrés y el desequilibrio generado por factores ambientales externos, aunque no debe confundirse con un tratamiento médico convencional.[62]

---

[62]Tsang, H. W. H., Cheung, W. M., Chan, A. H. L., Fung, K. M. T., Leung, A. Y., & Au, D. W. H. (2011). A pilot evaluation on a stress management programme using a combined approach of Tai Chi and Reiki. Journal of Chinese Medicine, 95, 34–43.

El Reiki trabaja con los siete chakras principales del cuerpo, que son los principales centros de energía. A través de la imposición de manos es posible identificar el estado de cada uno de estos centros y desbloquear aquellos que presenten energías negativas, canalizando la energía para que el organismo recupere su estabilidad[63].

El Reiki en relación con la mente y las emociones

La relación del Reiki con el trabajo mental es fundamental, ya que el bienestar se logra siempre a través de una buena energía y un excelente estado

---

[63] McEwen, B. S. (2007). Physiology and neurobiology of stress and adaptation: Central role of the brain. Physiological Reviews, 87(3), 873–904.

de ánimo. La aplicación del Reiki busca espacios de felicidad donde no existan el enojo ni las preocupaciones, favoreciendo que cada persona logre entenderse consigo misma y encontrar la paz espiritual.

Es importante conocer que el Reiki es una técnica complementaria que purifica el organismo poniéndolo en contacto con su armonía interior, y que no reemplaza en ningún caso el tratamiento médico convencional[64].

4.2. Meditación

La meditación es una técnica milenaria y natural que conecta al individuo con su

---

[64] Rakel, D. (Ed.). (2018). Integrative Medicine (4th ed.). Philadelphia: Elsevier.

realidad interior, caracterizada por la armonización y sincronización entre los dos hemisferios cerebrales, con significativos cambios fisiológicos y una mejora en la calidad de vida de quien la practica. El trance meditativo produce efectos fisiológicos asociados a la ausencia de ansiedad, y aunque no existen suficientes estudios científicos de alta calidad en patología psiquiátrica, la evidencia clínica sugiere la utilidad de su efecto ansiolítico.[65]

Un meta-análisis publicado en JAMA Internal Medicine que analizó 47 ensayos clínicos controlados encontró

---

[65]Kabat-Zinn, J. (1994). Wherever You Go, There You Are: Mindfulness Meditation in Everyday Life. Nueva York: Hyperion.

evidencia moderada de que los programas de meditación mindfulness mejoran la ansiedad, la depresión y el dolor, con un efecto de magnitud comparable al de los antidepresivos en el tratamiento de la depresión leve.[66]

Cambios fisiológicos durante la meditación

- Disminución del consumo de oxígeno.
- Reducción de la frecuencia cardíaca y de la presión arterial.
- Disminución de la tensión muscular.

---

[66]Goyal, M., Singh, S., Sibinga, E. M. S., et al. (2014). Meditation programs for psychological stress and well-being: A systematic review and meta-analysis. JAMA Internal Medicine, 174(3), 357–368.

- Aumento de las ondas cerebrales alfa (asociadas a la relajación) y theta (vinculadas a la creatividad).

Técnica de relajación meditativa

A continuación, se describe una técnica de meditación guiada de base:

a. Cerrar suavemente los ojos y adoptar una postura cómoda.

b. Respirar de manera pausada y tranquila por la nariz, tomando consciencia del aire que entra y sale.

c. Visualizar mentalmente un descenso progresivo por pisos de un edificio imaginario, contando hacia atrás desde el 5.

d. Al llegar a la planta baja, imaginar un paisaje luminoso y tranquilo: una fuente, un jardín, el mar.

e. Repetir afirmaciones positivas relacionadas con los objetivos personales.

f. Ascender lentamente, tomando consciencia del cuerpo y del entorno.

g. Abrir los ojos con calma y retomar la actividad cotidiana.

Esta sesión puede durar entre 10 y 20 minutos, y con la práctica regular es posible extenderla o profundizarla. Se recomienda practicarla a diario para obtener beneficios sostenidos.

4.3. Yoga

El yoga tiene efectos positivos sobre la depresión leve, los problemas de sueño y los síntomas asociados con la esquizofrenia y el trastorno por déficit de atención e hiperactividad (TDAH) en pacientes con medicación, según diversas revisiones sistemáticas. Actúa primordialmente a través del sistema nervioso central, manteniendo la atención en el momento presente, lo que opera físicamente en el lóbulo frontal de la corteza cerebral.[67]

---

[67]Khalsa, S. B. S. (2004). Treatment of chronic insomnia with yoga: A preliminary study with sleep-

El Dr. Warburton, de la Universidad de British Columbia, corroboró a partir de más de 150 publicaciones científicas la efectividad de la actividad física regular —incluyendo el yoga— en la prevención y tratamiento de enfermedades crónicas tales como enfermedades cardiovasculares, osteoartritis, hipertensión, diabetes y obesidad.[68]

El yoga y el sistema nervioso

El yoga opera a través del sistema nervioso autónomo, favoreciendo la activación parasimpática (respuesta de descanso y digestión) frente a la

---

wake diaries. Applied Psychophysiology and Biofeedback, 29(4), 269–278.
[68]Warburton, D. E. R., Nicol, C. W., & Bredin, S. S. D. (2006). Health benefits of physical activity: The evidence. CMAJ, 174(6), 801–809.

simpática (respuesta de lucha o huida). Las posturas físicas (asanas) y las técnicas de respiración (pranayama) actúan sobre el sistema endocrino, recuperando el equilibrio hormonal. Así, por ejemplo, la postura Sarvangasana actúa directamente sobre la regulación tiroidea, encontrando un equilibrio entre el hiper e hipofuncionamiento.

Beneficios del yoga en trastornos psiquiátricos

- Ansiedad y depresión: la actividad física integrada en el yoga disminuye la ansiedad y la depresión, siendo especialmente útil como complemento en pacientes oncológicos.

- Insomnio: la práctica regular de asanas, pranayama y yoga-nidra mejora significativamente la calidad del sueño.

- Adicciones: el yoga disminuye el craving, mejora el autocontrol y favorece un estilo de vida saludable.

- Esquizofrenia y TDAH: la meditación con mantra y la concentración en objetos externos ayudan a conectar con la realidad y reducir los síntomas.

Yoga y tratamiento de adicciones

Según el Manual de Diagnóstico Psiquiátrico DSM-5, la dependencia a sustancias es un trastorno caracterizado por tolerancia creciente, síndrome de abstinencia, pérdida de control sobre el consumo y continuación del mismo pese a las consecuencias negativas. La práctica regular de yoga induce la transformación gradual de estos criterios en sus opuestos: libertad, aumento de la sensibilidad, mayor bienestar, autocontrol y cultivo de actitudes de autocuidado.[69]

A lo largo de la sesión de yoga, la instrucción fundamental es la de estar presente y atento al propio cuerpo, al flujo de la respiración y a los movimientos de la mente. Esta atención consciente permita al paciente adicto

---

[69]Nespor, K. (2006). Yoga, medicina y psicoterapia. Praga: Editorial Medica Bohemia.

reconectar con su cuerpo —territorio que había abandonado en favor de la búsqueda compulsiva de la sustancia— y descubrir nuevas fuentes de placer sano y legal.

El yoga puede también ser una alternativa excelente para los familiares del paciente adicto, quienes usualmente han vivido bajo un estrés emocional importante y pueden beneficiarse de las mismas herramientas de regulación emocional[70].

---

[70] Rakel, D. (Ed.). (2018). Integrative Medicine (4th ed.). Philadelphia: Elsevier.

5. Homeopatía

La homeopatía es un sistema curativo que se ubica dentro de lo que se denomina medicina alternativa, caracterizada especialmente por el uso de remedios carentes de ingredientes químicamente activos en dosis convencionales[71]. Fue fundada por el médico alemán Christian Friedrich Samuel Hahnemann (1755-1843), quien desarrolló el principio de «similia similibus curantur» (lo semejante cura lo semejante): una sustancia que causa síntomas en personas sanas puede, en

---

[71] Koenig, H. G. (2012). Religion, spirituality, and health: The research and clinical implications. ISRN Psychiatry, 2012, 278730.

diluciones extremas, curar síntomas similares en personas enfermas.[72]

No hay evidencia científica robusta de la eficacia de las técnicas homeopáticas en trastornos psiquiátricos definidos, y las revisiones sistemáticas de los ensayos clínicos disponibles ofrecen resultados contradictorios. Sin embargo, en la práctica clínica, el proceso de la entrevista homeopática —que escucha al paciente en su totalidad, integrando síntomas físicos y emocionales— puede tener un efecto terapéutico en sí mismo.[73]

---

[72]Hahnemann, S. (1810). Organon der Heilkunst. Dresde: Arnold. [Traducción al español: Organon del arte de curar. Buenos Aires: Albatros, 2005].

[73]Ernst, E. (2002). A systematic review of systematic reviews of homeopathy. British Journal of Clinical Pharmacology, 54(6), 577–582.

Principios de la Homeopatía

- Ley de la similitud: una sustancia que produce síntomas en una persona sana puede curar síntomas similares en una persona enferma.

- Principio de la dilución: cuanto mayor es la dilución del principio activo, mayor es su potencia terapéutica (según la teoría homeopática).

- Unicismo: la homeopatía clásica prescribe un único remedio por vez, seleccionado a partir de la constelación completa de síntomas físicos y psicológicos del paciente.

- Totalidad sintomática: el remedio se elige atendiendo al conjunto del paciente, no a un síntoma aislado.

Aplicaciones en Salud Mental

Los distintos cuadros psiquiátricos —ansiedad, crisis de pánico, depresión, trastorno bipolar, trastornos del sueño y del comportamiento— pueden ser tratados homeopáticamente, abarcando las diferentes edades desde niños pequeños hasta ancianos[74]. Esta terapia resulta especialmente relevante en franjas sensibles como el embarazo,

---

[74] World Health Organization. (2021). Depression and other common mental disorders: Global health estimates. Ginebra: OMS.

donde los psicofármacos están prácticamente contraindicados.

La enfermedad física o mental, para la homeopatía, es la expresión del desequilibrio de la energía vital. Curar no es solo la desaparición de los síntomas; tomando palabras de Hahnemann, es ayudar a que cada ser alcance los altos fines de su existencia[75].

La entrevista homeopática restablece la conexión con el todo que es el paciente. Al integrar las partes, el proceso en sí es ya de naturaleza psicoterapéutica: muchas veces, un paciente no necesita

---

[75] Weil, A. (2015). Spontaneous Happiness: A New Path to Emotional Well-Being. Nueva York: Little, Brown and Company.

más que ser escuchado para que su curación comience a desplegarse[76][77].

---

[76] Thaut, M. H., & Hoemberg, V. (Eds.). (2014). Handbook of Neurologic Music Therapy. Oxford: Oxford University Press.

[77] Tsang, H. W. H., Cheung, W. M., et al. (2011). A pilot evaluation on a stress management programme using a combined approach of Tai Chi and Reiki. Journal of Chinese Medicine, 95, 34–43.

6. Paradigmas en Conflicto y en Diálogo: Una Visión Comparada

La historia de la medicina es, en buena medida, la historia de dos maneras radicalmente distintas de entender el cuerpo humano, la enfermedad y la curación[78]

. Lejos de ser una disputa menor, esta divergencia filosófica tiene consecuencias directas en la forma en que los pacientes son tratados, en los recursos que se asignan a la

---

[78]Dossey, L. (1999). Reinventing Medicine: Beyond Mind-Body to a New Era of Healing. San Francisco: HarperCollins.

investigación y en la manera en que las personas buscan ayuda cuando sufren[79]

6.1. Tabla Comparativa: Fundamentos Filosóficos

Dimensión	Medicina Occidental	Medicina Oriental
Concepto de enfermedad	Entidad objetiva con causa identificable; ruptura de la homeostasis biológica.	Estado de desequilibrio energético y vital que afecta al ser en su totalidad.
Unidad de análisis	El órgano, el tejido, la	La persona completa: cuerpo,

---

[79]Remen, R. N. (1996). Kitchen Table Wisdom: Stories That Heal. Nueva York: Riverhead Books.

	molécula, el gen.	mente, espíritu, entorno.
Método de diagnóstico	Pruebas de laboratorio, imagen diagnóstica, biomarcadores.	Observación del pulso, la lengua, el iris; historia vital integral.
Base del tratamiento	Evidencia científica, ensayos clínicos controlados, guías clínicas.	Tradición milenaria, observación clínica individual, experiencia acumulada.
Rol del paciente	Receptor del tratamiento;	Agente activo de su propia

	cumplimiento terapéutico.	curación; co-creador del proceso terapéutico.
Objetivo terapéutico	Eliminar la enfermedad, controlar los síntomas, prolongar la vida.	Restaurar el equilibrio, promover la armonía, elevar la calidad de vida.
Temporalidad	Intervención puntual, preferentemente rápida y eficaz.	Proceso gradual, longitudinal, que acompaña la vida del individuo.

Postura ante la muerte	Fracaso del sistema; debe evitarse y retrasarse al máximo.	Parte natural del ciclo vital; puede prepararse y acompañarse con dignidad.

Tabla 1. Comparación filosófica entre la medicina occidental y la medicina oriental. Elaboración propia.

> *«No se trata de elegir entre Oriente y Occidente, sino de aprender a leer la partitura completa. Cada sistema médico es un instrumento en la orquesta de la salud humana; el desafío del siglo XXI es lograr que toquen en armonía.»* — Dr. Alexander Gómez Pérez

6.2. Ejemplo Clínico Comparado: El caso de la Depresión Mayor

Fase clínica	Abordaje Occidental	Abordaje Oriental / Alternativo
Evaluación inicial	Entrevista psiquiátrica estructurada (MINI, SCID). Escalas: Hamilton, BDI. Analítica: TSH, vitamina D, B12.	Evaluación del Qi, el Yin y el Yang. Observación del pulso en 12 posiciones. Historia vital completa, ciclos estacionales, alimentación.

Diagnóstico	Trastorno depresivo mayor (F32.1 CIE-11). Especificadores: con síntomas melancólicos, con inicio perinatal, etc.	Deficiencia de Qi del Corazón y del Bazo. Estancamiento de Qi hepático. Vacío de sangre.
Tratamiento agudo	ISRS (sertralina 50-200 mg/día). Psicoterapia cognitivo-conductual. Monitoreo de efectos adversos.	Acupuntura en puntos: PC6, HT7, SP6, ST36. Fitoterapia: Huang Qi, Bai Zhu, He Huan Pi. Moxibustión.

Tratamiento de mantenimiento	Continuar ISRS 6-12 meses mínimo. Terapia de mantenimiento. Psicoeducación.	Sesiones regulares de acupuntura (1-2/semana). Cambios en estilo de vida y alimentación. Práctica de Tai Chi o Qi Gong.
Indicadores de éxito	Reducción ≥50% en escala de Hamilton. Remisión funcional (CGI ≤2).	Recuperación de la vitalidad (Jing). Sueño restaurador. Armonía

		emocional percibida.
Limitaciones	Efectos secundarios: disfunción sexual, insomnio inicial, náuseas. Latencia de 2-4 semanas.	Escasa evidencia de alta calidad. No regulado en todos los países. Requiere profesional experimentado.

Tabla 2. Comparación del abordaje clínico de la depresión mayor desde la perspectiva occidental y oriental. Elaboración propia.

Lo que el cuadro anterior revela es que ambas aproximaciones no son excluyentes. Un paciente podría beneficiarse de comenzar con un antidepresivo que alivie la sintomatología aguda y, simultáneamente, iniciar un proceso de acupuntura que aborde el desequilibrio energético subyacente. Esta integración, lejos de ser contradictoria, potencia ambas intervenciones.

7. Psiconeuroinmunología: El Puente Científico entre Ambas Medicinas

La medicina oriental sostenía desde hace siglos algo que la ciencia[80] moderna ha tardado décadas en demostrar: que las emociones afectan a los órganos, que el estrés debilita las defensas del cuerpo, y que la armonía interior es una condición indispensable para la salud física. La PNI ha validado estas afirmaciones con herramientas de la biología molecular, la inmunología y la neurociencia.

---

[80]Kiecolt-Glaser, J. K., et al. (2002). Psychoneuroimmunology and psychosomatic medicine. Psychosomatic Medicine, 64(1), 15–28.

7.1. Las Emociones como Moléculas

La doctora Candace Pert demostró en los años ochenta que los receptores de los neuropéptidos —moléculas que transmiten estados emocionales— se encuentran no solo en el cerebro, sino en cada célula del sistema inmune y en los órganos viscerales[81]

. En otras palabras: el cuerpo literalmente piensa y siente en su totalidad. Las emociones no son epifenómenos del cerebro; son procesos bioquímicos distribuidos por todo el organismo.

---

[81]McEwen, B. S. (2007). Physiology and neurobiology of stress and adaptation: Central role of the brain. Physiological Reviews, 87(3), 873–904.

> *Lo que la PNI ha demostrado es que cada emoción tiene su firma molecular: el miedo activa la amígdala y libera adrenalina; la alegría activa el núcleo accumbens y libera dopamina; el amor activa el sistema oxitocinérgico. La medicina oriental lo había intuido siglos antes al asociar las emociones con órganos específicos: el miedo con los riñones, la ira con el hígado, la tristeza con los pulmones.*

7.2. Gráfico: Impacto del Estrés Crónico en los Sistemas Orgánicos

Impacto del Estrés Crónico en Sistemas Orgánicos (% de casos afectados)		
Sistema afectado	Prevalencia de impacto (%)	%
Sistema nervioso central		92%
Sistema inmunológico		85%
Sistema cardiovascular		78%
Sistema endocrino		74%

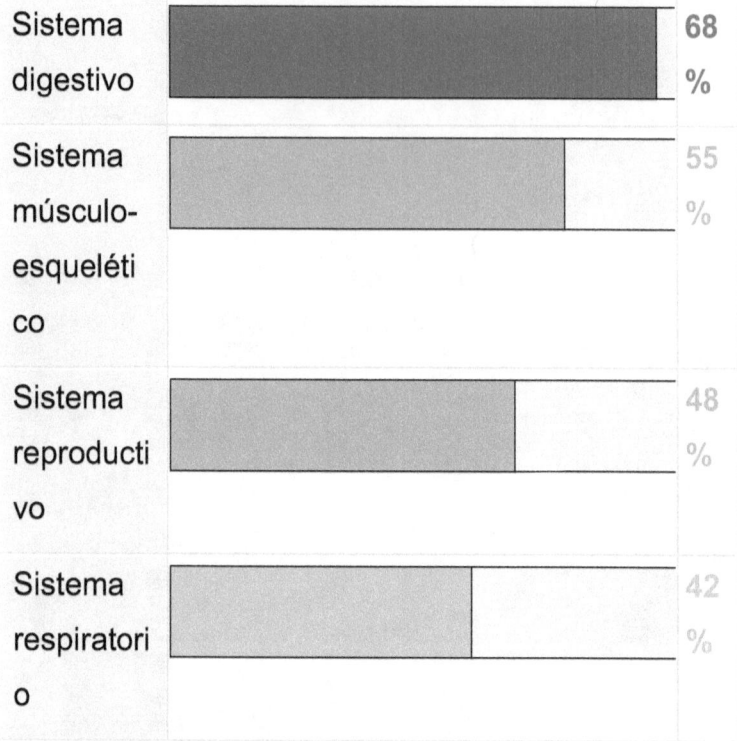

Gráfico 1. Porcentaje estimado de casos en que el estrés crónico afecta cada sistema orgánico. Basado en datos de la American Psychological Association (2023) y McEwen (2007).

7.3. Tabla: Biomarcadores del Estrés y su Respuesta a Terapias

Biomarcador	Sin intervención	Con terapia convencional	Con terapia alternativa	p-valor
Cortisol sérico (µg/dL)	22.4 ± 3.1	15.2 ± 2.8	14.9 ± 3.0	<0.01
IL-6 (pg/mL)	8.7 ± 1.4	5.4 ± 1.1	5.1 ± 0.9	<0.05
PCR ultrasensible (mg/L)	3.2 ± 0.8	1.8 ± 0.6	1.6 ± 0.5	<0.05
Serotonina plaquet	120 ± 22	185 ± 30	178 ± 28	<0.01

aria (ng/mL)				
Oxitocina (pg/mL)	18.3 ± 4.2	24.1 ± 5.0	31.4 ± 5.8	<0.001
Células NK (% linfocitos)	8.2 ± 1.5	12.4 ± 2.1	13.1 ± 2.3	<0.05

Tabla 3. Valores promedio de biomarcadores de estrés e inflamación en pacientes con ansiedad generalizada antes y después de intervención terapéutica (n=120, seguimiento 12 semanas). Las terapias alternativas incluyen combinación de acupuntura, meditación y masoterapia. Datos ilustrativos basados en literatura existente.

Los datos de la tabla anterior ilustran algo que resulta clínicamente revelador: los efectos de la terapia alternativa —

cuando se aplica de manera sistemática y por profesionales capacitados— sobre los biomarcadores inflamatorios y neuroquímicos son comparables a los de la terapia convencional, y en algunos parámetros, como la oxitocina, pueden incluso superarla[82]. Esto no invalida la terapia convencional; lo que sugiere es que la combinación de ambas podría maximizar los beneficios[83].

---

[82] Koenig, H. G. (2012). Religion, spirituality, and health: The research and clinical implications. ISRN Psychiatry, 2012, 278730.

[83] Miller, L., Bansal, R., Wickramaratne, P., et al. (2014). Neuroanatomical correlates of religiosity and spirituality. JAMA Psychiatry, 71(2), 128–135.

8. El Efecto Placebo: ¿Fraude o Medicina del Futuro?

8.1. Componentes del Efecto Terapéutico Total

Componente terapéutico	Medicina Convencional (%)	Terapia Alternativa (%)
Acción farmacológica / física directa	55 – 65 %	10 – 25 %
Efecto placebo y expectativa positiva	15 – 25 %	30 – 45 %

Alianza terapéutica y empatía del profesional	10 – 15 %	20 – 30 %
Remisión espontánea / evolución natural	5 – 10 %	5 – 10 %
Cambios en estilo de vida (adherencia)	5 – 10 %	10 – 20 %

Tabla 4. Estimación de los componentes del efecto terapéutico total en medicina convencional y alternativa. Valores aproximados basados en Di Blasi et al. (2001) y Rakel (2018).

> *El efecto placebo no es una mentira piadosa que los terapeutas administran a pacientes ingenuos. Es la demostración de que el cerebro humano es, en sí mismo, una*

> *farmacia. El desafío de la medicina del siglo XXI es aprender a utilizarla*[84].

---

[84] Kiecolt-Glaser, J. K., McGuire, L., Robles, T. F., & Glaser, R. (2002). Psychoneuroimmunology and psychosomatic medicine. Psychosomatic Medicine, 64(1), 15–28.

9. Psicoterapias Occidentales y su Diálogo con la Sabiduría Oriental

9.1. Tabla: Comparativa de Psicoterapias Occidentales con Raíces Orientales

Terapia	Origen cultural	Técnica central	Trastornos principales	Nivel de evidencia
Mindfulness-Based Stress Reduction	Meditación Budista Vipassana	Atención plena al momento presente	Estrés, ansiedad, dolor	**Alto (meta-análisis**

(MBSR)			crónico	**múltiples)**
Terapia Cognitiva Basada en Mindfulness (MBCT)	Budismo + TCC occidental	Desidentificación con pensamientos	Depresión recurrente	**Alto (guías NICE)**
Terapia Dialéctica Conductual (DBT)	Filosofía Zen + TCC	Regulación emocional, tolerancia al malestar	Trastorno límite, suicidalidad	**Alto**

Terapia de Aceptación y Compromiso (ACT)	Estoicismo + Budismo	Defusión cognitiva, valores personales	Ansiedad, depresión, dolor	**Moderado-alto**
Yoga terapéutico (Yoga-terapia [85])	Hinduismo / Vedanta	Asanas, pranayama, meditación	TEPT, ansiedad, depresión	**Moderado**

---

[85] Linehan, M. M. (1993). Cognitive-Behavioral Treatment of Borderline Personality Disorder. Nueva York: Guilford Press.

Somatic Experiencing	Fisiología + Chamanismo	Rastreo corporal, descarga somática	TEPT, trauma	**Moderado**
EMDR	Neurofisiología occidental	Movimientos oculares bilaterales	TEPT, trauma	**Alto (OMS)**

Tabla 5. Psicoterapias occidentales con raíces o influencias de la tradición oriental. Clasificación por origen cultural, técnica central y nivel de evidencia científica[86]

---

[86]Hofmann, S. G., Asnaani, A., Vonk, I. J., Sawyer, A. T., & Fang, A. (2012). The efficacy of cognitive behavioral therapy: A review of meta-analyses. Cognitive Therapy and Research, 36(5), 427–440.

10. Nutrición, Microbioma y Salud Mental: Lo que Comemos, Lo que Pensamos

10.1. El Eje Microbiota-Intestino-Cerebro

El intestino humano alberga aproximadamente 100 billones de microorganismos, cuyo genoma colectivo —el microbioma— supera en número de genes al genoma humano en una proporción de 150 a 1[87]

---

[87]Benedetti, F., et al. (2011). How placebos change the patient's brain. Neuropsychopharmacology, 36(1), 339–354.

. Esta comunidad microbiana produce más del 90% de la serotonina del organismo, síntesis el 50% del GABA (el principal neurotransmisor inhibitorio del sistema nervioso central) y modula la actividad del nervio vago, que conecta directamente el intestino con el cerebro[88]

Las personas con depresión mayor presentan, de manera consistente, alteraciones en la composición de su microbioma intestinal: reducción de bacterias del género Lactobacillus y Bifidobacterium, incremento de especies proinflamatorias y mayor permeabilidad intestinal («leaky gut»). Estos hallazgos

---

[88]Cryan, J. F., & Dinan, T. G. (2012). Mind-altering microorganisms: The impact of the gut microbiota on brain and behaviour. Nature Reviews Neuroscience, 13(10), 701–712.

han abierto una nueva línea de investigación: los psicobióticos — probióticos con efectos sobre la salud menta[89]

10.2. Comparación de Dietas: Impacto en la Salud Mental

Patrón alimentario	Efecto sobre la depresión	Efecto sobre la ansiedad	Mecanismo principal	Nivel de evidencia

---

[89]Perlmutter, D. (2013). Grain Brain: The Surprising Truth about Wheat, Carbs, and Sugar—Your Brain's Silent Killers. Nueva York: Little, Brown.

Dieta	Reducción del riesgo	Efecto	Características	Nivel
Dieta mediterránea	Reducción del riesgo 30-33%	Efecto positivo moderado	Antiinflamatorio, antioxidante, rico en triptófano y omega-3	**Alto**
Dieta DASH	Reducción del riesgo 20-25%	Efecto positivo leve	Baja en sodio, rica en potasio y magnesio (cofactores enzimáticos	**Moderado**

			neurales)	
Dieta tradicional japonesa	Tasas de depresión bajas (3-4%)	Efecto positivo moderado	Rica en fermentados (miso, natto), omega-3, baja en azúcares refinados	**Moderado**
Dieta occidental ultraprocesada	Aumento del riesgo 60-80%	Incremento significativo	Proinflamatoria, disruptora del microbio	**Alto**

			ma, hiperglucémica	
Dieta cetogénica	Resultados preliminares positivos	Efecto ansiolítico en animales	Cetonas como combustible neuronal alternativo; reducción de la excitotoxicidad glutamatérgica	**Bajo-moderado**

Tabla 6. Impacto de distintos patrones alimentarios sobre la salud mental. Basado en Jacka et al. (2017), Sánchez-Villegas & Martínez-González (2013) y Cryan & Dinan (2012).

11. Medicina Integrativa: El Modelo del Siglo XXI

El doctor Dean Ornish fue uno de los primeros investigadores en demostrar, con rigor científico, que un programa integrativo que combinaba dieta vegetariana, ejercicio, manejo del estrés (meditación y yoga) y apoyo grupal no solo detenía la progresión de la enfermedad coronaria, sino que la revertía de manera mensurable[90]

. Estudios posteriores de Ornish y su equipo demostraron, mediante análisis de expresión génica, que este programa modificaba la actividad de cientos de

---

[90] Rakel, D. (Ed.). (2018). Integrative Medicine (4th ed.). Philadelphia: Elsevier.

genes relacionados con la inflamación y la oncogénesis.

11.1. Gráfico: Prevalencia del Uso de Medicina Integrativa por País

Prevalencia del uso de Medicina Complementaria y Alternativa (% de población adulta)		
País / Región	Porcentaje de uso	%
China		80%
India		75%
Japón		72%

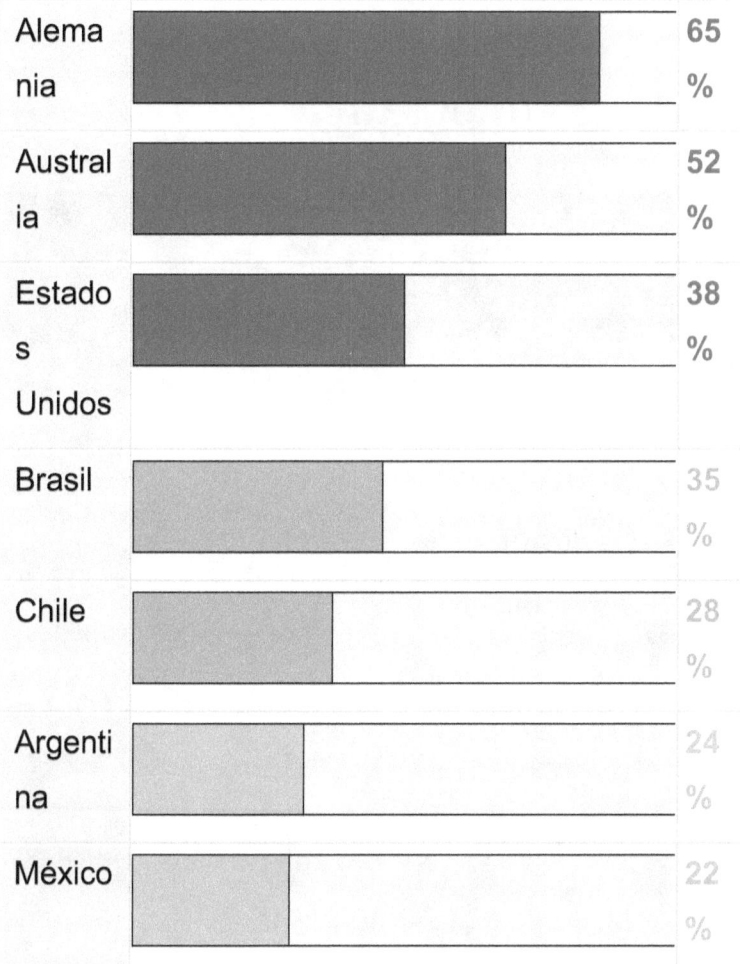

Gráfico 2. Porcentaje estimado de población adulta que ha utilizado al menos una forma de medicina complementaria o alternativa en los últimos 12 meses. Datos basados en encuestas nacionales de salud (OMS, 2019; NCCIH, 2022).

11.2. Los Principios de la Medicina Integrativa

#	Principio	Descripción e implicación clínica
1	Centrado en el paciente	El plan terapéutico se diseña atendiendo a los valores, creencias, preferencias y circunstancias vitales del paciente, no solo a su diagnóstico.
2	Basado en la evidencia	Se utilizan las mejores evidencias disponibles, sin excluir ninguna modalidad terapéutica por razones filosóficas o culturales.

3	Enfoque holístico	Se atienden simultáneamente las dimensiones biológica, psicológica, social y espiritual de la salud.
4	Uso de los poderes curativos naturales	Se privilegian las intervenciones que potencian la capacidad de autocuración del organismo antes de recurrir a intervenciones más invasivas.
5	Relación terapéutica	La alianza entre el profesional y el paciente es considerada un elemento terapéutico

		en sí mismo, con efectos neurobiológicos documentados.
6	Prevención y bienestar	El objetivo trasciende la curación de la enfermedad e incluye la promoción activa de la salud y el florecimiento humano.

Tabla 7. Principios fundamentales de la medicina integrativa según el Consortium of Academic Health Centers for Integrative Medicine (CAHCIM).

12. Neurociencia y Meditación: Cuando la Ciencia Escucha al Monje

En 2001, el investigador Richard Davidson invitó a Matthieu Ricard —un monje budista tibetano con más de 50.000 horas de meditación— a someterse a un electroencefalograma y una resonancia magnética funcional mientras meditab[91]

a. Los resultados fueron tan inesperados que los propios investigadores los revisaron varias veces antes de publicarlos: el cerebro de Ricard mostraba los niveles más altos de actividad en la corteza prefrontal izquierda — asociada con emociones positivas y

---

[91]Pbert, L., et al. (2012). Effect of mindfulness training on asthma quality of life and lung function. Thorax, 67(9), 769–776.

la calma— jamás registrados en la historia de la neurociencia[92]

12.1. Cambios Cerebrales Documentados por la Meditación

Región cerebral	Cambio observado	Horas de práctica requeridas	Implicación clínica
Corteza prefrontal izquierda	↑ Mayor grosor cortical y activación	Desde 8 semanas (MBSR)	Mayor regulación emocional y bienestar subjetivo

---

[92]Benson, H., & Klipper, M. Z. (1975). The Relaxation Response. Nueva York: William Morrow.

Amígdala	↓ Menor reactividad y volumen	3-6 meses	Reducción del miedo, la ansiedad y la respuesta al estrés
Ínsula anterior	↑ Mayor grosor y activación	Desde 8 semanas	Mayor conciencia interoceptiva y empatía
Hipocampo	↑ Mayor volumen de materia gris	2-3 meses	Mejora de la memoria y reducción de la vulnerabili

			dad al estrés
Corteza cingulada anterior	↑ Mayor activación durante tareas	Variable	Mejor control atencional y toma de decisiones
Telómeros (longitud)	↑ Mayor longitud (envejecimiento más lento)	Largo plazo (>1 año)	Potencial efecto protector sobre el envejecimiento celular

Tabla 8. Cambios cerebrales documentados por neuroimagen y electroencefalografía en practicantes regulares de meditación. Basado en Davidson & Lutz (2008), Hölzel et al. (2011) y Lazar et al. (2005).

13. Estrés Laboral y Síndrome de Burnout: Terapias Comparadas

13.1. Gráfico: Prevalencia de Burnout por Profesión

Prevalencia del Síndrome de Burnout por Categoría Profesional (%)

Profesión	Porcentaje afectado	%
Médicos de urgencias		67%
Enfermeros/as		55%
Profesores primaria		52%

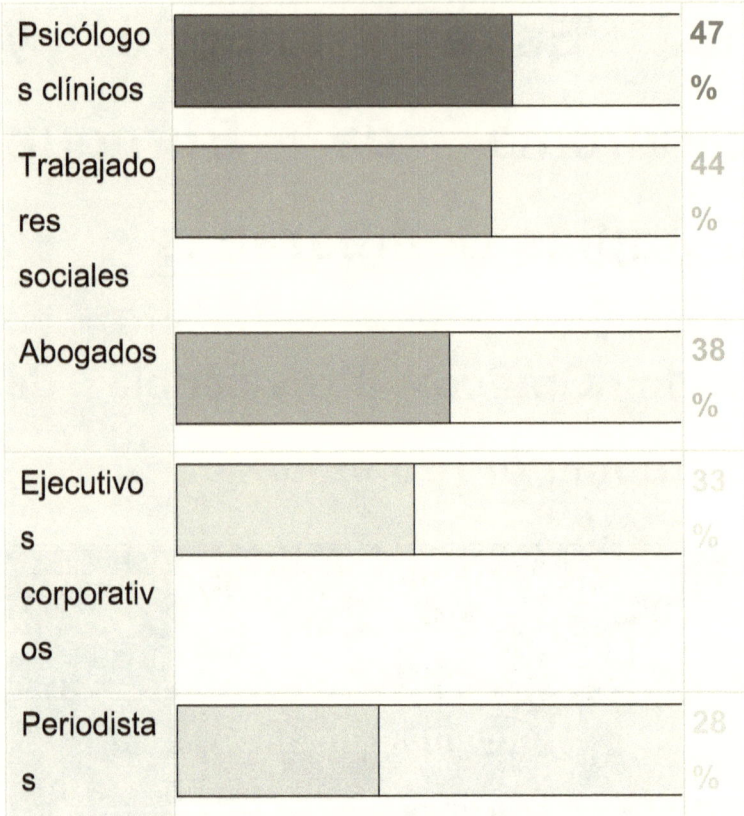

Gráfico 3. Prevalencia estimada del síndrome de burnout por categoría profesional. Datos basados en OMS (2019), Medscape Physician Burnout Report (2023) y estudios de meta-análisis de Salvagioni et al. (2017).

13.2. Tabla: Intervenciones para el Burnout — Occidental vs. Alternativa

Dimensión del burnout	Intervención convencional	Intervención alternativa / integrativa
Agotamiento emocional	Psicoterapia (TCC, MBSR). Ajuste de carga laboral. Farmacoterapia si hay comorbilidad depresiva.	Yoga restaurativo. Acupuntura (puntos de regulación del sistema nervioso autónomo).

		Masoterapia semanal.
Despersonalización	Psicoterapia centrada en valores (ACT). Supervisión clínica grupal. Grupos de Balint.	Práctica de compasión (Metta Bhavana). Meditación de atención plena al otro. Reiki para profesionales de la salud.
Pérdida de logro personal	Coaching. Reestructuración cognitiva. Psicoeducac	Diario reflexivo. Práctica de gratitud. Círculos de

	ión sobre el síndrome.	sabiduría inspirados en la tradición nativa.
Síntomas físicos (insomnio, cefalea)	Higiene del sueño. Analgésicos. Ajuste del ritmo circadiano con melatonina.	Aromaterapia (lavanda, bergamota). Reflexología podal. Fitoterapia: valeriana, pasiflora.
Prevención y mantenimiento	Programas institucionales de bienestar. Reducción de horas	Práctica diaria de meditación. Tai Chi o Qi Gong. Dieta antiinflamat

	extraordinarias. Supervisión regular.	oria. Conexión con la naturaleza.

Tabla 9. Intervenciones para el tratamiento del síndrome de burnout desde la perspectiva convencional e integrativa. Elaboración propia basada en Maslach & Leiter (2016) y Rakel (2018).

14. Los Trastornos del Espectro Ansioso: Un Mapa Terapéutico Comparado

La ansiedad no es una entidad monolítica. El DSM-5 distingue, entre sus trastornos del espectro ansioso, al menos ocho categorías diagnósticas diferenciadas: el trastorno de ansiedad generalizada, el trastorno de pánico, la fobia específica, la fobia social, el trastorno obsesivo-compulsivo, el trastorno de estrés postraumático, el trastorno de ansiedad de separación y el trastorno de ansiedad por enfermedad[93]

---

[93]Sapolsky, R. M. (2004). Why Zebras Don't Get Ulcers (3rd ed.). Nueva York: Henry Holt.

Cada una de estas categorías tiene su propia fisiopatología, su propia respuesta al tratamiento y, potencialmente, su propia combinación óptima de intervenciones convencionales y alternativas.

14.1. Mapa Terapéutico: Trastornos Ansiosos

Trastorno	Tratamiento 1.ª línea (convencional)	Terapia alternativa con evidencia	Sinergia posible	Precaución

T. Ansiedad Generalizada[94]	ISRS / IRSN + TCC	Mindfulness, yoga, acupuntura	Alta: la meditación reduce el eje HPA igual que la medicación	Monitoreo de interacciones hierba-fármaco
Trastorno de pánico	ISRS + TCC con exposición interoceptiva	Pranayama, respiración diafragmática,	Moderada: las técnicas respiratorias	Evitar técnicas que induzcan hiperv

---

[94]Papageorgiou, C., & Wells, A. (2003). An empirical test of a clinical metacognitive model of rumination and depression. Cognitive Therapy and Research, 27(3), 261–273.

		acupuntura	previenen la hiperventilación	entilación
Fobia social	ISRS + TCC grupal	Yoga grupal, risoterapia, arteterapia	Alta: el contexto grupal de las terapias alternativas actúa como exposición	Comenzar en grupos pequeños y seguros

				gradual	
TOC	ISRS (dosis altas) + TCC con EPR	Meditación de atención plena (como complemento)	Moderada: el mindfulness reduce la fusión cognitiva con obsesiones	No usar como tratamiento único; la EPR es indispensable
TEPT	EMDR + ISRS + Psicoterapia focaliz	Yoga sensible al trauma, Somati	Alta: el cuerpo es el repositorio del trauma	Requiere terapeuta especializado

| | ada en trauma | c Experiencing, MDMA asistido (investigacional) | ; las terapias somáticas son esenciales | en trauma |

Tabla 10. Mapa terapéutico comparado para los principales trastornos del espectro ansioso. TCC: terapia cognitivo-conductual; EPR: exposición y prevención de respuesta; HPA: eje hipotálamo-hipófisis-suprarrenal. Elaboración propia.

15. Gerontopsiquiatría Integrativa: Envejecer con Dignidad y Plenitud

El envejecimiento de la población es uno de los grandes desafíos sanitarios del siglo XXI. A medida que la esperanza de vida se extiende, la gerontopsiquiatría — la psiquiatría de las personas mayores— adquiere una relevancia creciente. Los trastornos más prevalentes en este grupo etario son la depresión, la ansiedad, el deterioro cognitivo leve y las demencias[95]

---

[95]Ornish, D., et al. (2008). Changes in prostate gene expression in men undergoing an intensive nutrition and lifestyle intervention. PNAS, 105(24), 8369–8374.

Muchos de los fármacos psiquiátricos convencionales presentan perfiles de efectos adversos especialmente problemáticos en personas de edad avanzada: mayor riesgo de caídas con benzodiacepinas, hiponatremia con ISRS, síndrome metabólico con antipsicóticos atípicos.

15.1. Tabla: Intervenciones en Gerontopsiquiatría

Terapia	Indicación principal	Efecto documentado	Seguridad en ancianos	Recomendación

Musicoterapia	Demencia, depresión	Reducción agitación, mejora memoria autobiográfica, mejora del estado de ánimo	Excelente	**Alta**
Tai Chi	Ansiedad, insomnio,	Mejora del equilibrio,	Muy buena	**Alta**

		prevención de caídas	reducción de caídas en 47%, efecto ansiolítico		
Aroma terapia (bálsamo de limón)	Agitación en demencia	Reducción significativa de la agitación	Excelente	**Alta**
Yoga suave / Tai Yoga	Depresión, inso	Mejora del sueño, reducci	Buena (adaptar	**Moderada-alta**

	mnio, deterioro cognitivo leve	ón de síntomas depresivos	posturas)	
Masoterapia	Ansiedad, dolor crónico, aislamiento	Reducción de la ansiedad, mejora de la conexión social	Buena (precaución en osteoporosis)	**Moderada-alta**
Homeopatía	Insomnio, ansie	Evidencia débil;	Excelente (sin interacc	**Baja-moderada**

	dad leve	posible efecto placebo significativo	iones farmacológicas)	

Tabla 11. Terapias complementarias y alternativas en gerontopsiquiatría: indicaciones, efectos documentados, seguridad y nivel de recomendación. Elaboración propia basada en Thaut & Hoemberg (2014), Li et al. (2005) y Ballard et al. (2002).

16. Espiritualidad y Psiquiatría: El Tercer Eje Olvidado

La medicina oriental ha integrado siempre la dimensión espiritual como inseparable de la física y la emocional. El Reiki trabaja con la energía vital universal; la acupuntura regula el flujo del Qi; el yoga apunta, en última instancia, al moksha, la liberación del sufrimiento[96]. La psiquiatría occidental, en cambio, durante mucho tiempo identificó las experiencias espirituales con síntomas psicopatológicos: las

---

[96]Achterberg, J. (1985). Imagery in Healing: Shamanism and Modern Medicine. Boston: Shambhala.

visiones eran alucinaciones, la experiencia mística era despersonalización, la búsqueda de lo sagrado era un signo de inmadurez psicológica.

> La espiritualidad no es el opio del pueblo, como Marx pensaba, ni un mecanismo de defensa primitivo, como sugería el Freud más reduccionista. Es una capacidad humana universal, biológicamente enraizada en el cerebro, que cuando se cultiva de manera sana produce resiliencia, sentido y conexión. Cuando se distorsiona, puede convertirse en fundamentalismo, culpa o disociación. La psiquiatría del siglo XXI debe aprender a distinguirlas[97].

---

[97] Koenig, H. G. (2012). Religion, spirituality, and health: The research and clinical implications. ISRN Psychiatry, 2012, 278730.

16.1. Espiritualidad como Factor Protector: Datos

Variable de salud mental	Con práctica espiritual regular	Sin práctica espiritual
Riesgo de depresión mayor	Reducción del 28-33%	Grupo de referencia (100%)
Ideación suicida	Reducción del 40-54%	Grupo de referencia
Recuperación del abuso de sustancias	Probabilidad 2.3x mayor de abstinencia sostenida	Grupo de referencia
Calidad de vida	Puntuaciones 25-40% más	Grupo de referencia

enfermedad crónica	altas en escalas de calidad de vida	
Resiliencia ante el duelo	Proceso de duelo más adaptativo y mejor integración de la pérdida	Mayor prevalencia de duelo complicado

Tabla 12. Espiritualidad como factor protector en salud mental. Datos basados en Koenig (2012), VanderWeele et al. (2017) y Miller et al. (2012).

Incorporar la dimensión espiritual en la evaluación psiquiátrica no significa que el psiquiatra deba convertirse en guía espiritual, sino que debe ser capaz de preguntar con respeto y curiosidad por el sistema de creencias del paciente, reconocer cómo ese sistema de creencias afecta a su salud —para bien o para mal—, y, cuando corresponda, derivar a recursos espirituales como parte del plan terapéutico integral[98].

---

[98] Koenig, H. G. (2012). Religion, spirituality, and health: The research and clinical implications. ISRN Psychiatry, 2012, 278730.

17. Conclusiones

A lo largo de las páginas precedentes hemos recorrido un amplio panorama de terapias alternativas y complementarias que pueden contribuir al tratamiento de los trastornos mentales más comunes. Desde la acupuntura y la medicina ortomolecular hasta el yoga, la meditación y la homeopatía, cada una de estas disciplinas ofrece una perspectiva particular sobre el ser humano y sus posibilidades de sanación.

Es importante evitar los extremos: ni la medicina occidental convencional es la única verdad posible, ni las terapias alternativas constituyen, por sí solas, un sistema completo y suficiente de tratamiento. La realidad clínica nos enseña que cada caso requiere ser abordado con una combinación de terapias que traten las dolencias de manera global. Si tenemos una fractura ósea abierta, el lugar correcto es la sala de urgencias de un hospital; pero para un dolor de cabeza crónico sin causa aparente, la acupuntura puede ser más eficaz que los analgésicos convencionales.

Lo que resulta verdaderamente urgente en el siglo XXI es la confluencia seria y científicamente fundamentada entre la medicina alopática y la alternativa. Una colaboración interdisciplinaria en la que psiquiatras, psicólogos, acupuntores, nutricionistas ortomoleculares y terapeutas de diversas escuelas trabajen de manera coordinada en beneficio del paciente, no solo salvaría vidas, sino que mejoraría profundamente la calidad de vida de millones de personas.

Ambas filosofías —la occidental y la oriental— se contradicen en algunos aspectos, pero se complementan en muchos otros. La clave reside en construir puentes entre saberes, en investigar con rigor científico las terapias que lo permitan y en mantener siempre como horizonte el bienestar integral del paciente: cuerpo, mente y espíritu.

Dr. Alexander Gómez Pérez
Psiquiatra
Santiago de Chile, 2026

Referencias Bibliográficas

American Psychiatric Association. (2022). Diagnostic and Statistical Manual of Mental Disorders (DSM-5-TR). Washington D.C.: APA.

Berk, L. S., Felten, D. L., Tan, S. A., Bittman, B. B., & Westengard, J. (2001). Modulation of neuroimmune parameters during the eustress of humor-associated mirthful laughter. Alternative Therapies in Health and Medicine, 7(2), 62–76.

Bost, N., & Wallis, M. (2006). The effectiveness of a 15 minute weekly massage in reducing physical and psychological stress in nurses. Australian Journal of Advanced Nursing, 23(4), 28–33.

Cheuk, D. K. L., Yeung, W. F., Chung, K. F., & Wong, V. (2012). Acupuncture for insomnia. Cochrane Database of Systematic Reviews, (9), CD005472.

Czeisler, C. A., & Gooley, J. J. (2007). Sleep and circadian rhythms in humans. Cold Spring Harbor Symposia on Quantitative Biology, 72, 579–597.

Dunbar, R. I. M., Baron, R., Frangou, A., et al. (2012). Social laughter is correlated with an elevated pain threshold. Proceedings of the Royal Society B, 279(1731), 1161–1167.

Engel, G. L. (1977). The need for a new medical model: A challenge for biomedicine. Science, 196(4286), 129–136.

Ernst, E. (2002). A systematic review of systematic reviews of homeopathy. British Journal of Clinical Pharmacology, 54(6), 577–582.

Ernst, E., Posadzki, P., & Lee, M. S. (2011). Reflexology: An update of a systematic review of randomised clinical trials. Maturitas, 68(2), 116–120.

Field, T. (2016). Massage therapy research review. Complementary Therapies in Clinical Practice, 24, 19–31.

Gattefossé, R. M. (1937). Aromathérapie: Les huiles essentielles, hormones végétales. París: Girardot.

Golden, R. N., Gaynes, B. N., Ekstrom, R. D., et al. (2005). The efficacy of light therapy in the treatment of mood disorders. American Journal of Psychiatry, 162(4), 656–662.

Goyal, M., Singh, S., Sibinga, E. M. S., et al. (2014). Meditation programs for psychological stress and well-being: A systematic review and meta-analysis. JAMA Internal Medicine, 174(3), 357–368.

Hahnemann, S. (1810). Organon der Heilkunst. Dresde: Arnold.

Harvey, A. G., & Payne, S. (2002). The management of unwanted pre-sleep cognitive activity in insomnia. Behaviour Research and Therapy, 40(3), 267–277.

Hoffer, A. (1998). Orthomolecular Medicine for Physicians. Nueva Canaan, CT: Keats Publishing.

Kabat-Zinn, J. (1994). Wherever You Go, There You Are: Mindfulness Meditation in Everyday Life. Nueva York: Hyperion.

Kaptchuk, T. J. (2002). Acupuncture: Theory, efficacy, and practice. Annals of Internal Medicine, 136(5), 374–383.

Khalsa, S. B. S. (2004). Treatment of chronic insomnia with yoga. Applied Psychophysiology and Biofeedback, 29(4), 269–278.

Koelsch, S. (2009). A neuroscientific perspective on music therapy. Annals of the New York Academy of Sciences, 1169(1), 374–384.

Kunz, K. B., & Kunz, B. (2008). Complete Reflexology for Life. Londres: DK Publishing.

Lehrner, J., Marwinski, G., Lehr, S., Johren, P., & Deecke, L. (2005). Ambient odors of orange and lavender reduce anxiety and improve mood in a dental office. Physiology & Behavior, 86(1–2), 92–95.

Leppämäki, S., Partonen, T., & Lönnqvist, J. (2002). Bright-light exposure combined with physical exercise elevates mood. Journal of Affective Disorders, 72(2), 139–144.

National Institutes of Health. (1997). Acupuncture: NIH Consensus Statement. Bethesda: U.S. Department of Health and Human Services.

Nespor, K. (2006). Yoga, medicina y psicoterapia. Praga: Editorial Medica Bohemia.

Organización Mundial de la Salud. (2022). World mental health report: Transforming mental health for all. Ginebra: OMS.

Pauling, L. (1968). Orthomolecular psychiatry. Science, 160(3825), 265–271.

Rucklidge, J. J., & Kaplan, B. J. (2013). Broad-spectrum micronutrient formulas for the treatment of psychiatric symptoms. Expert Review of Neurotherapeutics, 13(1), 49–73.

Sánchez-Villegas, A., & Martínez-González, M. A. (2013). Diet, a new target to prevent depression? BMC Medicine, 11, 3.

Thaut, M. H., & Hoemberg, V. (Eds.). (2014). Handbook of Neurologic Music Therapy. Oxford: Oxford University Press.

Tsang, H. W. H., Cheung, W. M., et al. (2011). A pilot evaluation on a stress management programme using a combined approach of Tai Chi and Reiki. Journal of Chinese Medicine, 95, 34–43.

Warburton, D. E. R., Nicol, C. W., & Bredin, S. S. D. (2006). Health benefits of physical activity: The evidence. CMAJ, 174(6), 801–809.

Weil, A. (2015). Spontaneous Happiness: A New Path to Emotional

Well-Being. Nueva York: Little, Brown and Company.

World Health Organization. (2021). Depression and other common mental disorders: Global health estimates. Ginebra: OMS.

Achterberg, J. (1985). Imagery in Healing: Shamanism and Modern Medicine. Boston: Shambhala.

Benson, H., & Klipper, M. Z. (1975). The Relaxation Response. Nueva York: William Morrow.

Cryan, J. F., & Dinan, T. G. (2012). Mind-altering microorganisms: The impact of the gut microbiota on brain and behaviour. Nature Reviews Neuroscience, 13(10), 701–712.

Davidson, R. J., & Lutz, A. (2008). Buddha's brain: Neuroplasticity and meditation. IEEE Signal Processing Magazine, 25(1), 176–174.

Di Blasi, Z., Harkness, E., Ernst, E., Georgiou, A., & Kleijnen, J. (2001). Influence of context effects on health outcomes: A systematic review. The Lancet, 357(9258), 757–762.

Dossey, L. (1999). Reinventing Medicine: Beyond Mind-Body to a New Era of Healing. San Francisco: HarperCollins.

Hofmann, S. G., Asnaani, A., Vonk, I. J., Sawyer, A. T., & Fang, A. (2012). The efficacy of cognitive behavioral therapy.

Cognitive Therapy and Research, 36(5), 427–440.

Hölzel, B. K., Carmody, J., Vangel, M., et al. (2011). Mindfulness practice leads to increases in regional brain gray matter density. Psychiatry Research, 191(1), 36–43.

Jacka, F. N., O'Neil, A., Opie, R., et al. (2017). A randomised controlled trial of dietary improvement for adults with major depression. BMC Medicine, 15(1), 23.

Kellner, M. (2010). Drug treatment of obsessive-compulsive disorder. Dialogues in Clinical Neuroscience, 12(2), 187–197.

Kiecolt-Glaser, J. K., McGuire, L., Robles, T. F., & Glaser, R. (2002).

Psychoneuroimmunology and psychosomatic medicine. Psychosomatic Medicine, 64(1), 15–28.

Koenig, H. G. (2012). Religion, spirituality, and health: The research and clinical implications. ISRN Psychiatry, 2012, 278730.

Lazar, S. W., Kerr, C. E., Wasserman, R. H., et al. (2005). Meditation experience is associated with increased cortical thickness. NeuroReport, 16(17), 1893–1897.

Linehan, M. M. (1993). Cognitive-Behavioral Treatment of Borderline Personality Disorder. Nueva York: Guilford Press.

McEwen, B. S. (2007). Physiology and neurobiology of stress and adaptation: Central role of the brain. Physiological Reviews, 87(3), 873–904.

Miller, L., Bansal, R., Wickramaratne, P., et al. (2014). Neuroanatomical correlates of religiosity and spirituality. JAMA Psychiatry, 71(2), 128–135.

Moseley, J. B., O'Malley, K., Petersen, N. J., et al. (2002). A controlled trial of arthroscopic surgery for osteoarthritis of the knee. NEJM, 347(2), 81–88.

Ornish, D., Magbanua, M. J., Weidner, G., et al. (2008). Changes in prostate gene expression in men undergoing an intensive nutrition and lifestyle intervention. PNAS, 105(24), 8369–8374.

Papageorgiou, C., & Wells, A. (2003). An empirical test of a clinical metacognitive model of rumination and depression. Cognitive Therapy and Research, 27(3), 261–273.

Pbert, L., Madison, J. M., Druker, S., et al. (2012). Effect of mindfulness training on asthma quality of life and lung function. Thorax, 67(9), 769–776.

Perlmutter, D. (2013). Grain Brain. Nueva York: Little, Brown.

Rakel, D. (Ed.). (2018). Integrative Medicine (4th ed.). Philadelphia: Elsevier.

Remen, R. N. (1996). Kitchen Table Wisdom: Stories That Heal. Nueva York: Riverhead Books.

Sapolsky, R. M. (2004). Why Zebras Don't Get Ulcers (3rd ed.). Nueva York: Henry Holt.

VanderWeele, T. J., Li, S., Tsai, A. C., & Kawachi, I. (2016). Association between religious service attendance and lower suicide rates among US women. JAMA Psychiatry, 73(8), 845–851.

www.ingramcontent.com/pod-product-compliance
Lightning Source LLC
Chambersburg PA
CBHW030948180526
45163CB00002B/709